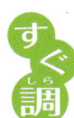

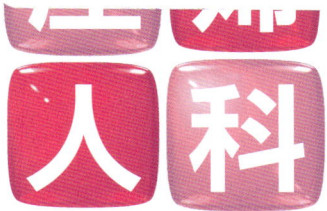

編集
谷垣伸治
杏林大学医学部産婦人科教授

シリーズ協力
秋根良英
きたなら駅上ほっとクリニック 院長

医学書院

謹告 編集者並びに出版社として,本書に記載されている情報が最新かつ正確であるように最善の努力をしておりますが,薬剤の情報などは,時に変更されることがあります.したがって,実際に使用される際には,読者御自身で十分に注意を払われることを要望いたします.

医学書院

《すぐ調》産婦人科

発　行　2012年 5月15日　第1版第1刷©
　　　　2019年12月 1日　第1版第4刷
編　者　谷垣伸治
発行者　株式会社　医学書院
　　　　代表取締役　金原　俊
　　　　〒113-8719　東京都文京区本郷1-28-23
　　　　電話　03-3817-5600（社内案内）
印刷・製本　アイワード

本書の複製権・翻訳権・上映権・譲渡権・貸与権・公衆送信権（送信可能化権を含む）は株式会社医学書院が保有します.

ISBN978-4-260-01460-1

本書を無断で複製する行為（複写,スキャン,デジタルデータ化など）は,「私的使用のための複製」など著作権法上の限られた例外を除き禁じられています.大学,病院,診療所,企業などにおいて,業務上使用する目的（診療,研究活動を含む）で上記の行為を行うことは,その使用範囲が内部的であっても,私的使用には該当せず,違法です.また私的使用に該当する場合であっても,代行業者等の第三者に依頼して上記の行為を行うことは違法となります.

JCOPY〈出版者著作権管理機構　委託出版物〉
本書の無断複製は著作権法上での例外を除き禁じられています.
複製される場合は,そのつど事前に,出版者著作権管理機構
（電話 03-5244-5088,FAX 03-5244-5089,info@jcopy.or.jp）の
許諾を得てください.

読者のみなさんへ

　産婦人科は、生涯にわたり、女性の健康をサポートする科です。誕生（周産期医学）に始まり、思春期（内分泌学）、成熟期（生殖医学、婦人科腫瘍学）、更年期（女性医学）まで、携わらない時期はありません。このため、内科・外科領域の幅広い知識が求められ、また周産期医学では瞬時の判断を要求されます。本書では、それらの膨大な情報の中から、日常業務で特に重要と思われるものを、時間をおくことなく「すぐ調」べられ、ケアに役立てられることを目標にまとめました。至らない点もあると思いますので、是非、読者のみなさんの忌憚ない意見をお寄せ下さい。みなさんの意見を元に、本書を昇華させていきたいと思っています。

　安心・安全で、質の高い医療が求められていますが、産婦人科領域での医療資源は、ソフト・ハードとも充足にはほど遠いものがあります。看護師の果たす役割はますます大きくなり、医療に携わるあらゆる職種との協調が必須です。本書が、女性の人生の向上と、それに携わるすべての人への一助となれば幸いです。

2012 年 4 月

編者　谷垣伸治

もくじ

解剖

乳房 2
女性内性器 4
子宮の断面図 6

検査・治療

主な検査項目 8
主な臨床検査基準値 10
糖尿病と妊娠糖尿病 16
臍帯血の臨床検査基準値 18
Low リスク妊婦抽出のためのチェックリスト 20
正常妊娠における生理的変化 22
正常妊娠における循環動態の変化 23
妊婦・授乳婦の主な食事摂取基準 24
正常な月経周期・ホルモン動態と不妊治療のスケジュール ... 25
妊婦・乳児の B 型肝炎検査 26
胎児の発育と母体の変化 27
レオポルド触診法 30
妊娠高血圧症候群（HDP）の分類 31
胎児心拍数モニタリング 32
胎児心拍数パターンとレベル分類 34
Biophysical profile score（BPS） 36
妊娠時の異常 37
産科危機的出血への対応 38
産科 DIC スコア 40
胎児の身長・体重 42
出生時在胎週別体重標準値 43
新生児の生理 45
カウプ指数 47

解 剖

乳 房

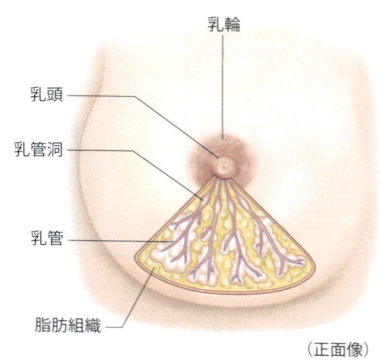

(正面像)

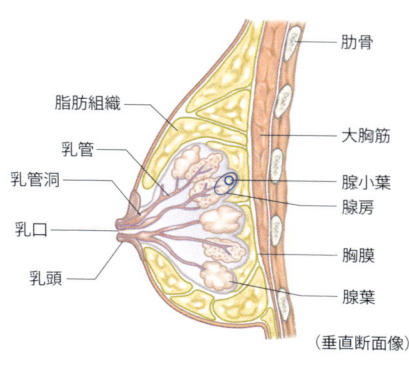

(垂直断面像)

Memo

解剖

女性内性器

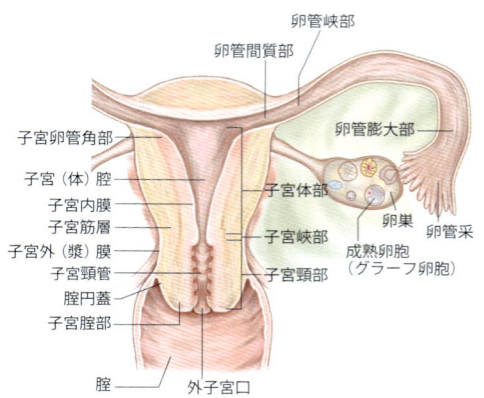

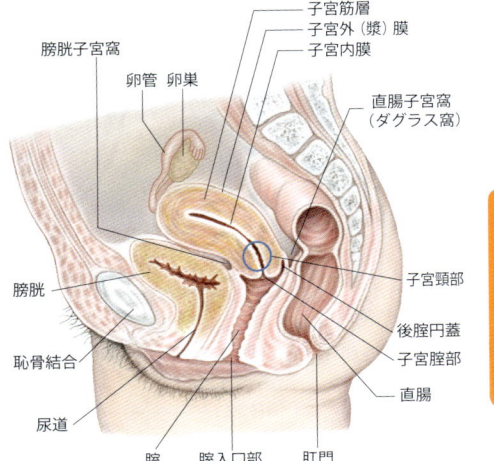

子宮の断面図

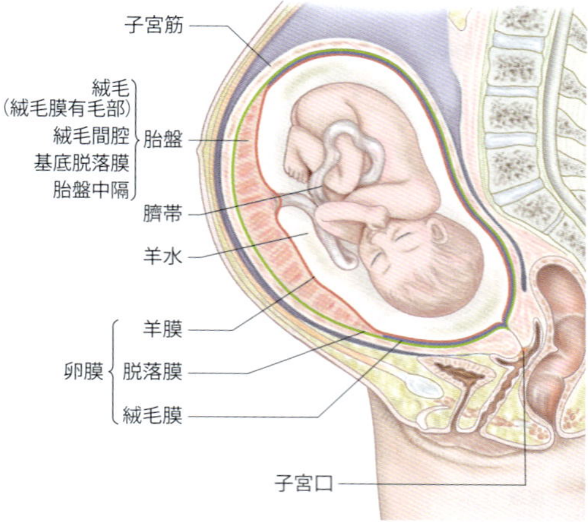

- 子宮筋
- 絨毛（絨毛膜有毛部）
- 絨毛間腔
- 基底脱落膜
- 胎盤中隔
- 胎盤
- 臍帯
- 羊水
- 卵膜
  - 羊膜
  - 脱落膜
  - 絨毛膜
- 子宮口

検査・治療

主な検査項目

CT	X線を用いて、身体の断面画像を描出し、観察する。産科領域では、産褥時の腟の大きさの把握や出血点の同定に用いられる。近年は、胎児骨系統疾患に対し、施行されることがある。造影剤使用時には、腎機能障害の副作用がないか確認する
MRI	磁気を用いて画像を作成する診断法で、X線被曝はない。CTでは捉えきれない病変の描出も可能。妊娠期の胎児の状態や、母体の腫瘍の有無、胎盤・臍帯の観察にも用いられる
PET	ポジトロン（陽電子）という放射線を放出する薬物を注入し、その体内分布を調べ、悪性腫瘍などの診断を行う
上部消化管X線造影検査（胃のバリウム検査）	食道から胃・十二指腸までの上部消化管をバリウムで造影する検査。全体の形状や壁の進展具合の観察には内視鏡による粘膜の直接観察よりも優れているとされる。主に食道癌、胃癌、食道アカラシアなどで行われる
注腸検査（大腸X線造影検査）	大腸（直腸・結腸）に造影剤を注入し、X線画像によって病変を確認する。主に大腸癌、直腸癌、大腸憩室症、大腸ポリープ、炎症性腸疾患（IBD）などの診断時に行う

大腸内視鏡検査、下部消化管内視鏡検査(CF)	肛門から内視鏡を挿入し、大腸(直腸・結腸)の粘膜の様子を直接観察する
肛門鏡検査	肛門鏡を肛門に挿入し、肛門上皮から直腸粘膜の様子を直接みる。主に直腸癌、内痔核などの診察に使用する
コルポスコピー	子宮腟部拡大鏡診ともいう。子宮頸部癌の診断と病変部位の同定に用いる。疼痛や苦痛がなく、経済的負担も少ない
血管造影検査	造影剤を用いて、血管の形態、血流状態を連続的に撮影することにより、動脈あるいは静脈の病変を診断する。また、出血点や栄養血管を同定し、止血目的にも用いられる
DXA(二重X線エネルギー吸収測定法)	2種類のX線を骨に当て、X線の吸収率から骨量(骨密度)を測定する
骨盤計測	X線を用いて、母体内での児の発育状態の観察、出産後の子宮復古(回復)の阻害因子の有無を確認する。計測方法には、マルチウス法とグースマン法の2つがある
子宮卵管造影	造影剤を子宮中に注入し、子宮卵管の様子を観察する放射線検査。主に不妊症の検査に用いられる

検査・治療

主な臨床検査基準値

(基準値:慶應義塾大学病院臨床検査の手引き 2014 年版より引用改変)

■ 血液学検査

CBC 末梢血検査

	基準値	検査でわかること
WBC ($/\mu L$) 白血球数	3500〜8500	●感染症や炎症疾患の合併の有無の評価 ●上昇:妊娠、感染症・炎症
RBC ($/\mu L$) 赤血球数	370万〜490万	●低下:貧血、妊娠 ●上昇:脱水 ● Hb や Ht の急速な低下は、出血や溶血の可能性
Hb (g/dL) ヘモグロビン	11.5〜15.0	
Ht (%) ヘマトクリット	35.0〜45.0	
MCV (fL) 平均赤血球容積	83〜100	●貧血の鑑別診断の指標 ● MCV 低下:小球性貧血(鉄欠乏性貧血に多い)
MCHC (g/dL) 平均赤血球血色素濃度	32.0〜36.0	
Plt ($/\mu L$) 血小板数	15万〜35万	●低下:HELLP 症候群、妊娠性血小板減少症、薬剤(一部の抗精神病薬)

凝固検査

	基準値	検査でわかること
FDP ($\mu g/mL$) フィブリンまたはフィブリノゲン分解産物	5.0 以下	●血栓の有無の診断(線溶亢進の検出) ●上昇:妊娠、感染症・炎症

	基準値	検査でわかること
PT（％） プロトロンビン時間	70〜140 （PT-INR 0.8〜1.1）	●凝固異常の把握やワーファリン投与時のモニター
APTT（秒） 活性化部分トロンボプラスチン時間	23.0〜36.0	●凝固異常の把握 ●延長：肝機能障害、ワルファリン投与時、ビタミンK欠乏症（新生児、母乳栄養児）、ヘパリン治療
AT-Ⅲ（％） アンチトロンビンⅢ	80〜130	●播主性血管内凝固症候群や血栓症の診断
FGN（mg/dL） フィブリノゲン量	160〜350	●出血や血栓、播種性血管内凝固症候群、感染症、悪性腫瘍などの病態把握
Dダイマー（μg/mL）	1.0	●播種性血管内凝固症候群などの診断

■ 生化学検査

	基準値	検査でわかること
蛋白・膠質反応		
TP* (g/dL) 総蛋白	6.7〜8.2	●低下：栄養障害、水分過剰、炎症性疾患 ●上昇：肝障害の初期、悪性腫瘍、脱水症
Alb* (g/dL) アルブミン	3.9〜5.2	●低下：栄養障害、熱傷、甲状腺機能亢進
生体色素検査		
T-Bil (mg/dL) 総ビリルビン	0.4〜1.3	●上昇：急性肝炎、代謝性肝硬変、薬剤（エストロゲン、経口避妊薬）
D-Bil (mg/dL) 直接ビリルビン	0.2以下	
含窒素成分検査		
UN、BUN (mg/dL) 尿素窒素	血清 8〜20 尿　4〜12	●低下：肝不全、妊娠、多尿 ●上昇：絶食、脱水、心不全、腎障害、消化管出血、薬剤（利尿薬、副腎皮質ステロイド剤）
Cr (mg/dL) クレアチニン	血清 0.4〜0.8 尿　0.6〜1.3	●低下：妊娠
UA* (mg/dL) 尿酸	3.0〜7.0	●高尿酸血症の診断 ●低下：腎性低尿酸血症 ●上昇：腎不全、妊娠高血圧症候群、多胎妊娠

	基準値	検査でわかること
電解質検査		
Na*（mEq/L）ナトリウム	136〜145	●低下：下痢 ●上昇：脱水、過剰な塩分摂取
K*（mEq/L）カリウム	3.6〜4.8	●低下：心因性嘔吐、代謝性アルカローシス ●上昇：急性腎不全
Cl*（mEq/L）クロール	99〜107	●低下：代謝性アルカローシス、呼吸性アシドーシス ●上昇：代謝性アシドーシス、呼吸性アルカローシス
Ca*（mg/dL）カルシウム	8.5〜10.2	●低下：透析患者や慢性腎不全、マグネシウム製剤使用時 ●上昇：ビタミンD過剰症、サルコイドーシス
Mg*（mEq/L）マグネシウム	1.8〜2.4	●低下：大酒家、糖尿病 ●上昇：腎不全、子宮収縮抑制剤やマグネシウム製剤使用時
鉄代謝検査		
Fe*（μg/dL）鉄	41〜189	●低下：貧血 ●上昇：急性肝炎
TIBC（μg/dL）総鉄結合能	246〜396	●貧血の原因疾患の鑑別
UIBC（μg/dL）不飽和鉄結合能	159〜307	
フェリチン（ng/mL）	42〜326	●体内の貯留鉄量の把握

＊は血清値

検査・治療

	基準値	検査でわかること
脂質検査		
TC (mg/dL) 総コレステロール	135～240	●上昇：妊娠、糖尿病、甲状腺機能低下、薬物（ステロイド、経口避妊薬、β遮断薬）
HDL-C (mg/dL) HDL-コレステロール	40～100	●善玉コレステロール
LDL-C (mg/dL) LDL-コレステロール	60～140	●悪玉コレステロール ●低下：肥満、糖尿病、甲状腺機能亢進 ●上昇：妊娠、長期多量飲酒
TG (mg/dL) 中性脂肪	30～150	●リポ蛋白の評価 ●上昇：妊娠、糖尿病、アルコール多飲、急性膵炎
酵素活性検査		
LDH (IU/L, 37℃) 乳酸脱水素酵素	120～220	●上昇：**HELLP症候群**、急性妊娠脂肪肝、悪性腫瘍、薬剤（ステロイド剤、プロプラノロールなど）
AST (GOT) **(IU/L, 37℃)**	10～35	●上昇：肝機能障害、**HELLP症候群**、急性妊娠脂肪肝
ALT (GPT) **(IU/L, 37℃)**	5～40	
ALP (IU/L, 37℃) アルカリホスファターゼ	100～320	●上昇：胎盤形成時、肝障害、梅毒、慢性腎不全、薬剤（抗痙攣薬）
γ-GTP (IU/L, 37℃) γ-グルタミルトランスフェラーゼ	5～40	●上昇：薬物（抗てんかん薬、抗痙攣薬、抗精神病薬、睡眠薬、ステロイド薬）

	基準値	検査でわかること
AMY (IU/L, 37℃) アミラーゼ	血清 42 〜 121 尿　140 〜 550	●膵炎、唾液疾患（耳下腺炎）の診断
CPK (IU/L, 37℃) クレアチンホスホキナーゼ	50 〜 170	●心臓を含む筋疾患の診断・経過観察 ●上昇：急性心筋梗塞、アルコール多飲、脳外傷、脳梗塞、薬剤（βブロッカー）
炎症マーカー		
CRP (mg/dL) C-反応性蛋白	0.3 未満	●上昇：細菌感染症、心不全
糖質検査		
HbA1c (%) ヘモグロビン A1c	4.6 〜 6.2	●上昇：腎不全、糖尿病 ●透析患者では異常値を示すこともある
Glu (mg/dL) グルコース（血糖）	80 〜 110	●上昇：糖尿病

■ 血液ガス

	基準値
PaO_2 (Torr) 酸素分圧	83 〜 108
$PaCO_2$ (Torr) 二酸化炭素分圧	32 〜 45
pH	7.35 〜 7.45
SaO_2 (%) 酸素飽和度	95.0 〜 99.0
HCO_3^- (mEq/L) 重炭酸イオン	23 〜 31
BE (mEq/L) ベースエクセス	− 2 〜 2

検査・治療

糖尿病と妊娠糖尿病

診断基準と血糖コントロール目標値

● 診断基準

妊娠糖尿病 (GDM)	75gOGTTで、以下の1つ以上を満たした場合 ● 空腹時血糖値：92 mg/dL 以上 ● 1時間値：180 mg/dL 以上 ● 2時間値：153 mg/dL 以上
妊娠中のあきらかな糖尿病[*1]	以下のいずれかを満たした場合 ● 空腹時血糖値：126 mg/dL 以上 ● HbA1c：6.5％以上 ただし、随時血糖値200 mg/dL 以上あるいは75 gOGTT2時間値200 mg/dL 以上の場合は、妊娠中のあきらかな糖尿病の存在を念頭において、上記のいずれかを満たすかどうか確認する[*2]。
糖尿病合併妊娠	● 妊娠前にすでに診断されている糖尿病 ● 確実な糖尿病網膜症がある場合

*1 妊娠中のあきらかな糖尿病には、妊娠前に見逃されていた糖尿病、妊娠中の糖代謝の変化の影響を受けた糖代謝異常、および妊娠中に発症した1型糖尿病が含まれる。いずれも分娩後は診断の再確認が必要。

*2 妊娠中、特に妊娠後期は妊娠による生理的なインスリン抵抗性の増大を反映して糖負荷後血糖値は非妊時よりも高値を示す。そのため、随時血糖値や75gOGTT 負荷後血糖値は非妊時の糖尿病診断基準をそのまま当てはめることはできない。

(日本糖尿病・妊娠学会と日本糖尿病学会との合同委員会：妊娠中の糖代謝異常と診断基準．糖尿病 58:801-803, 2015 より引用改変)

妊娠期の血糖コントロール目標

食前血糖値	70~100 mg/dL
食後1時間値	140 mg/dL 未満
食後2時間値	120 mg/dL 未満
HbA1c値	6.2% 未満

血糖コントロール不良の合併症

母体	新生児
糖尿病性ケトアシドーシス 糖尿病網膜症の悪化 糖尿病腎症の悪化 流産・早産 高血圧症 羊水過多	低血糖、巨大児 高ビリルビン血症 多血症 低カルシウム血症 呼吸窮迫症候群 先天奇形

検査・治療

臍帯血の臨床検査基準値

■ 血液検査

	基準値
WBC (/μL)	1.81（0.9〜3）万
RBC (μL)	458.5〜5.24万
Hb (g/dL)	18.43 ± 0.38
Ht (%)	44.3 ± 0.74
MCV (μ³) 平均血球容積	120
MCH (μ/μg) 平均赤血球色素量	34
MCHC (%) 平均赤血球色素濃度	31.7
RET (%) 網状赤血球比率	3.2 ± 1.4
Plt (/μL)	20（10〜28）
APTT (秒)	16（13〜20）
PT (秒)	71
ESR (mm/時) 赤血球沈降速度	1.0 ± 0.26

（Hathaways ら）

■ 生化学検査・免疫グロブリン値

	基準値
TP (g/dL)	4.8〜7.3 (6.1)
Alb (%)	54.3 ± 9.1
γグロブリン (%)	20.0 ± 4.7
T-Bil (mg/dL)	1.05〜3.16
血糖 (mg/dL)	45〜96 (73)
Na (mEq/L)	126〜166 (147)
K (mEq/L)	5.6〜12.0 (7.8)
Cl (mEq/L)	98〜100 (103)
Ca (mg/dL)	8.2〜11.1 (9.3)
IP (mg/dL)	3.7〜8.1 (5.6)
IgM (mg/dL)	4.7 ± 3.7
IgG (mg/dL)	1200 ± 310
IgA (mg/dL)	0

(Acharya ら)

■ 血液ガス

	臍帯動脈	臍帯静脈
PO_2 (torr)	15.9 ± 3.8	27.4 ± 5.7
PCO_2 (torr)	49.1 ± 5.8	37.8 ± 5.6
pH	7.242 ± 0.059	7.320 ± 0.055
HCO_3 (mEq/L)	18.7 ± 1.8	20.0 ± 1.4
BE (mEq/L)	−8〜−2	

(Polgan ら)

検査・治療

▶ Low リスク妊婦抽出のためのチェックリスト

● 理学所見（非妊時または妊娠初期）
- [ ] 身長（≧ 150 cm）
- [ ] 年齢（< 35 歳）
- [ ] 18.5 ≦ BMI < 25
- [ ] 高身長（> 160 cm）だが、「やせていて極端に手足が長い」という印象がない
- [ ] 血圧（収縮期血圧< 140 mmHg かつ拡張期血圧< 90 mmHg）
- [ ] 蛋白尿半定量（－）
- [ ] 尿糖（－）

● 家族歴
- [ ] 両親あるいは兄弟姉妹に高血圧なし
- [ ] 両親あるいは兄弟姉妹に糖尿病なし
- [ ] 両親あるいは兄弟姉妹に既知の遺伝性疾患なし
- [ ] 両親あるいは兄弟姉妹に 40 歳未満の突然死（事故などを除く）なし

● 既往歴
- [ ] 既知の内科・外科・神経疾患（喘息、糖尿病、心臓手術、自己免疫疾患、甲状腺疾患、てんかん、精神疾患、その他）なし
- [ ] 内科・精神疾患による長期（> 2 カ月）薬剤服用なし
- [ ] 子宮頸部円錐切除術既往なし
- [ ] 子宮筋腫の診断歴、あるいは子宮筋腫核出術既往なし
- [ ] 子宮奇形の診断歴なし
- [ ] 3 回以上の自然流産なし

● 経産婦に関しての産科既往歴

- [ ] 帝王切開既往なし
- [ ] 切迫早産のための長期入院歴（≧ 14 日）なし
- [ ] 子宮頸管縫縮術歴なし
- [ ] 早産歴（< 37 週）なし
- [ ] 妊娠糖尿病診断歴なし
- [ ] 妊娠高血圧症候群既往なし
- [ ] 子癇既往なし
- [ ] 常位胎盤早期剝離既往なし
- [ ] HELLP 症候群既往なし
- [ ] 分娩時大出血既往なし
- [ ] 子宮内反射既往なし
- [ ] 死産既往なし
- [ ] 重症仮死児（5 分後アプガースコア< 7）出産既往なし
- [ ] 新生児（出生 28 日未満）死亡既往なし
- [ ] 低出生体重児（< 2500 g）出産既往なし
- [ ] 3800 g 以上の出生体重の出産既往なし
- [ ] 形態異常児（体表ならびに内臓に）出生既往なし
- [ ] 先天性感染症児（GBS、サイトメガロウイルスなど）出産既往なし
- [ ] 運動神経麻痺（脳性麻痺、腕神経叢麻痺など）児出産既往なし
- [ ] 知的発育の遅れた児の出産既往なし

（日本産婦人科学会・編：産婦人科診療ガイドライン―産科編 2011 より）

検査・治療

正常妊娠における生理的変化

	検査値の変化	起こりえる症候
循環器	●見かけ上、RBC、Ht、Hb、Alb 低下）、心拍数増加 ●血管内容積増加	●末梢血管拡張、血圧上昇抑制 ●仰臥位低血圧症候群
呼吸器	●胸式呼吸での機能的残量の減少、一回換気量増加、過呼吸	●呼吸性アルカローシス
血液	●FDP 増加 ●プロテイン S 活性低下 ●WBC 増加	●DVT ●DIC を生じやすい ●妊娠性血小板減少症 ●妊娠性アンチトロンビン欠乏症
泌尿器	●BUN、Cr、UA 低下、尿量増加 ●腎血流量（RPF）、糸球体濾過量（GFR）増加	●水腎・水尿管症 ●尿路感染症
内分泌	●アルドステロン産生増大 ●エストロゲン大量産生 ●プロゲステロン大量産生	●水貯留 ●浮腫 ●凝固因子活性化
代謝	●TC、遊離脂肪酸（FFA）増加	●妊娠糖尿病
消化器		●妊娠悪阻（つわり）⇒ 脱水、下肢の DVT、ウェルニッケ脳症 ●便秘 ●誤嚥性肺炎

DVT：深部静脈血栓症
DIC：播種性血管内凝固症候群

正常妊娠における循環動態の変化

	妊娠 前期～13週	妊娠 中期 14～27週	妊娠 末期 28週～	40週（非妊時との比較）	子宮収縮時	産褥期
循環血液量	↑	↑↑	↑↑↑	＋35％	↑	↓
心拍出量	↑	↑↑↑	↑↑	＋40％	↑	↓
一回拍出量	↑	↑↑↑		＋30％	↑／↓	↑
心拍数	↑	↑↑		＋15％	↑／↓	↓
収縮期血圧	→	↓		0～−15 mmHg		
拡張期血圧	↓	↓↓		−10～−20 mmHg	↑	→
全血管抵抗	↓	↓↓↓	↓↓	−15％		↑／→
酸素消費量	→／↓	↑↑	↑↑↑	＋45％	↑	↓

検査・治療

● 正常妊娠でも起こりうる症状

- 労作感
- 動悸：回帰性頻脈、心房性・心室性期外収縮
- 頸部動脈の軽度の怒張
- 洞性頻脈の上昇（100～115 bpm）
- Full volume pulse*
- 第Ⅲ音
- 収縮性雑音
- 下肢の浮腫

*脈圧がしっかりあること。

23

妊婦・授乳婦の主な食事摂取基準

■ 非肥満妊婦の場合

推定エネルギー量（kcal/日）

	身体活動レベル		
	低い	ふつう	高い
18〜29（歳）	1650	1950	2200
30〜49（歳）	1750	2000	2300

＋

妊娠初期	＋50kcal
中期	＋250kcal
後期	＋450kcal
授乳中	＋350kcal

＊高血圧を予防し、血統変動を少なくするため、4〜6分食

	推定量（／日）			
	蛋白質(g)	鉄(mg)	葉酸(μg)	マグネシウム(mg)
18〜29（歳）	50	10.5	240	270
30〜49（歳）				290
妊娠初期	―	＋2.5	＋240	＋40
中期	＋5	＋15.0		
後期	＋20	＋15.0		
授乳中	＋15	＋2.5	＋250	―

（日本人の食事摂取基準 2015 より）

▶ 正常な月経周期・ホルモン動態と不妊治療のスケジュール

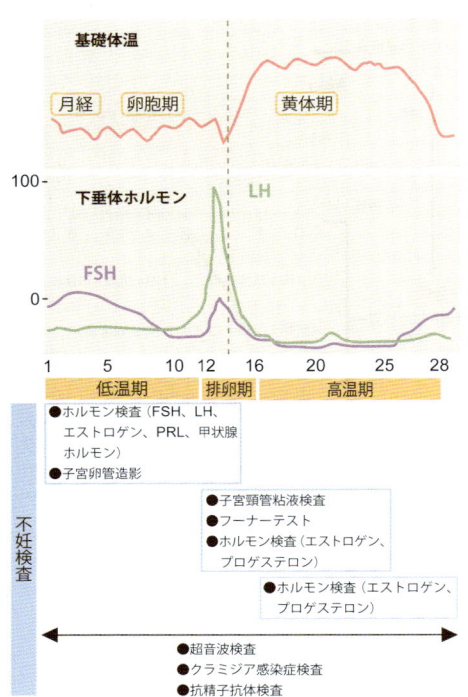

妊婦・乳児のB型肝炎検査

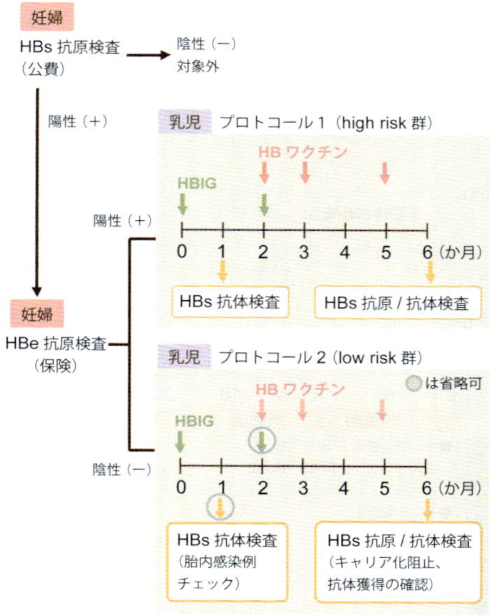

```
妊婦
HBs抗原検査
(公費)
          → 陰性(−)
            対象外

↓陽性(+)

妊婦
HBe抗原検査
(保険)
```

乳児 プロトコール1（high risk群）

HBIG ／ HBワクチン

0 1 2 3 4 5 6 (か月)

HBs抗体検査 ／ HBs抗原/抗体検査

陽性(+)

乳児 プロトコール2（low risk群）

HBワクチン ／ ◯は省略可

HBIG

0 1 2 3 4 5 6 (か月)

HBs抗体検査（胎内感染例チェック） ／ HBs抗原/抗体検査（キャリア化阻止、抗体獲得の確認）

陰性(−)

（ウィルス性肝疾患の母子感染予防に関する研究．平成7年厚生省心身障害研究，1995より）

胎児の発育と母体の変化

	胎児の様子	母体の変化
妊娠0〜3週 (第1月)	●魚のようにエラと尾がある	
4〜7週 (第2月)	●四肢の隆起の出現 ●超音波断層法で胎嚢が描写できる(5週)	●無月経 ●つわりが始まる ●乳房緊張感、感受性増大 ●基礎体温の上昇
8〜11週 (第3月)	●頭部・体幹・四肢が明確に区別でき、頭部は全身の約半分の大きさに ●超音波ドップラー法で胎児心音が聴取できる	●乳房増大・着色 ●尿意頻回 ●便秘
12〜15週 (第4月)	●ぜい毛が生じる	●つわりの終了 ●食欲増進
16〜19週 (第5月)	●胎動が活発になり、妊婦が胎動を自覚する ●爪の発生	●下腹部が膨張し始める ●流産の危険性減少 ●腟・外陰の分泌物増加傾向 ●胎動をかすかに感じる
20〜23週 (第6月)	●骨格の完成 ●胎脂が生じ、眼瞼が分離する ●頭髪がみられる	●腹部の増大が目立つ ●皮膚の着色が著明 ●胎動著明

検査・治療

24〜27週 (第7月)	●胎児の運動が盛んで、位置がわかりやすい ●胎児の各部分が触知できる	●動作が緩慢に ●肩で呼吸をするようになる ●背部や腰部が疲れやすい
28〜31週 (第8月)	●全身紅色	●腹部・下腹部の牽引感が起こりやすい ●妊娠線の出現
32〜35週 (第9月)	●顔面・腹部のぜい毛の消失 ●爪は指頭に達しない	●子宮底が最も高くなる ●腹部増大 ●胸式呼吸 ●胃部圧迫感と食欲不振 ●外陰の柔軟性増大 ●帯下の増大
36〜40週 (第10月)	●成熟児の特徴を備える ●児頭の固定	●胎児の下降 ●呼吸が楽になる ●食欲が増進 ●尿意頻回

(新看護学14 母子看護. 医学書院, 2010より引用改変)

周産期・産褥期の子宮底の高さ

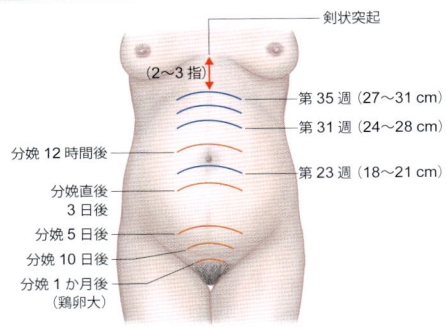

胎児心音聴取部位

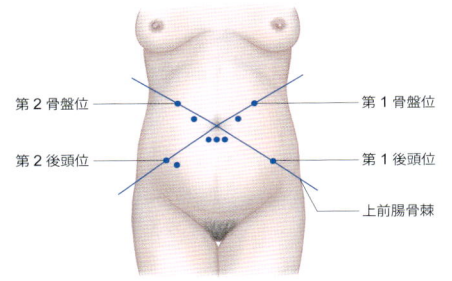

検査・治療

レオポルド触診法

	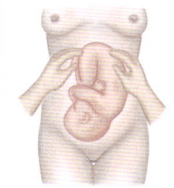	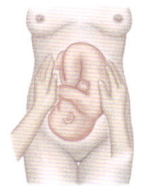
	第1段法	第2段法
診察項目	子宮底の位置、形、胎児部分	子宮壁の厚さ、腹壁の緊張、羊水量、胎位・胎動・胎向

	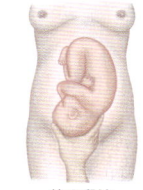	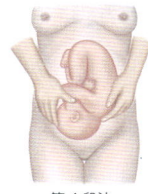
	第3段法	第4段法
診察項目	先進部の種類・大きさ・硬度、可動性	先進部の種類、胎盤内侵入の程度

▶妊娠高血圧症候群（HDP）の分類

英語名称変更

HDP: hypertensive disorders of pregnancy

⬇

妊娠高血圧腎症（PE）

- 妊娠20週以降に初めて高血圧を発症＋
- ❶蛋白尿を伴い、分娩12週までに正常化
- ❷蛋白尿を認めない＋以下のいずれかを認め、分娩12週までに正常化
  ①基礎疾患のない肝腎機能障害[肝酵素上昇（ALTもしくはAST＞40 UI/L）、治療に反応せず他の診断がつかない重度の持続する右季肋部もしくは心窩部痛]、②進行性の腎障害（血清Cr>1.0mg/dL、他の腎疾患は否定）、③脳卒中、神経障害（間代性痙攣・子癇・視野障害・一次性頭痛を除く頭痛など）、④血液凝固障害[HDPに伴う血小板減少（＜15万/μL）、血管内凝固症候群、溶血]
- ❸蛋白尿を認めなくても、子宮胎盤機能不全[胎児発育不全（FGR）、臍帯動脈血流波形異常、死産]を伴う]

妊娠高血圧（GH）

- 妊娠20週以降に初めて高血圧を発症し、分娩12週までに正常化＋妊娠高血圧腎症の定義に当てはまらない

加重型妊娠高血圧腎症（SPE）

妊娠前あるいは妊娠20週までに
- ❶高血圧＋妊娠20週以降に以下のいずれかを伴う
  ①蛋白尿、②基礎疾患のない肝機能障害、③脳卒中、④神経障害、⑤血液凝固障害、⑥子宮胎盤機能不全
- ❷高血圧と蛋白尿＋妊娠20週以降に一方または両症状が増悪
- ❸蛋白尿のみを呈する腎疾患＋妊娠20週以降に高血圧を発症

高血圧合併妊娠（CH）

- 妊娠前あるいは妊娠20週までに高血圧が存在し、加重型妊娠高血圧腎症を発症していない

（日本妊娠高血圧学会HPより転載・一部改変）

検査・治療

胎児心拍数モニタリング

早発一過性徐脈（early deceleration：ED）

ゆるやかに下降、ゆるやかに回復
胎児心拍数
基線
最下点

子宮収縮
最強点
一致

- 子宮収縮とほぼ同時に出現
- 一過性徐脈の最下点と子宮収縮の最強点が同じ

遅発一過性徐脈（late deceleration：LD）

ゆるやかに降下、ゆるやかに回復
最下点

最強点
遅れる

- 軽度：基線から最下点までの心拍数低下が 15 bpm 未満
- 高度：基線から最下点までの心拍数低下が 15 bpm 以上

* LD と VD の区別は肉眼を基本とするが、判断に困る場合は 30 秒を原則とする。

● 変動一過性徐脈（variable deceleration：VD）

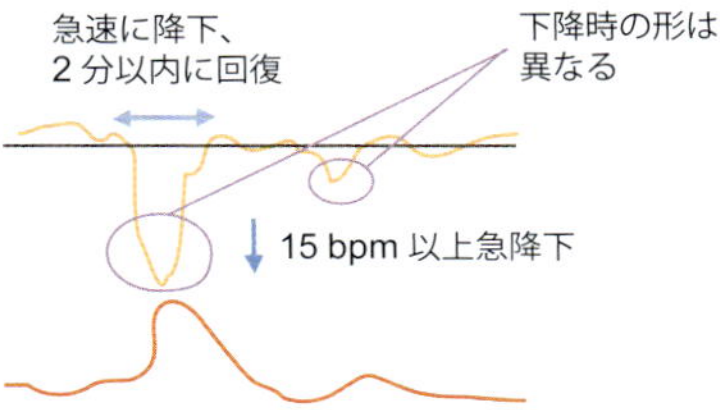

急速に降下、2分以内に回復
下降時の形は異なる
↓ 15 bpm 以上急降下

- ●軽度：下記以外
- ●高度：最下点が 70 bpm 未満で持続時間が 30 秒以上、または最下点が 80 bpm 未満で持続時間 60 秒以上

● 遷延一過性徐脈（prolonged deceleration：PD）

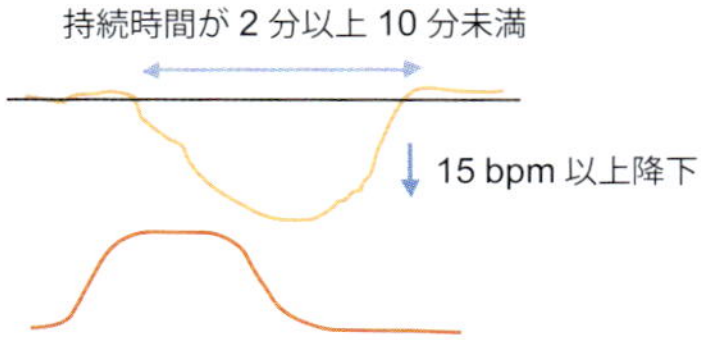

持続時間が 2 分以上 10 分未満
↓ 15 bpm 以上降下

- ●軽度：最下点が 80 bpm 以上
- ●高度：最下点が 80 bpm 未満

基線	110 ～ 160 bpm	正常脈
基線細変動	6 ～ 25 bpm	中等度
	5 bpm 以下	減少
	認められない	消失

検査・治療

胎児心拍数パターンとレベル分類

(日本産婦人科学会、日本産婦人科医会・編:産婦人科診療ガイドライン 産科編 2011 より)

レベル		対応と処置*
1	正常波形	経過観察
2	亜正常波形	A:経過観察 B:連続監視、医師に報告
3	異常波形（軽度）	B:連続監視、医師に報告 または C:連続監視、医師の立会い要請、急速遂娩の準備
4	異常波形（中等度）	C:連続監視、医師の立会い要請、急速遂娩の準備 または D:急速遂娩の実行、新生児蘇生の準備
5	異常波形（高度）	D:急速遂娩の実行、新生児蘇生の準備

*医療機関における助産師の対応と処置

基線細変動正常例

	なし	早発	変動 軽度	変動 高度	遅発 軽度	遅発 高度	遷延 軽度	遷延 高度
正常脈	1	2	2	3	3	3	3	4
頻脈	2	2	3	3	3	4	3	4
徐脈	3	3	3	4	4	4	4	4
徐脈（< 80）	4	4		4	4	4		

■ 基線細変動減少例

	なし	早発	変動 軽度	変動 高度	遅発 軽度	遅発 高度	遷延 軽度	遷延 高度
正常脈	2	3	3	4	3	4	4	5
頻脈	3	3	4	4	4	5	4	5
徐脈	4	4	4	5	5	5	5	5
徐脈（< 80）	5	5	5	5	5	5	5	5

*正常脈＋軽度遅発一過性徐脈：健常胎児においても比較的頻繁に認められるので「3」とする。ただし、背景に胎児発育不全や胎盤異常などがある場合は「4」とする。

■ 基線細変動消失例

	なし	早発	変動 軽度	変動 高度	遅発 軽度	遅発 高度	遷延 軽度	遷延 高度
心拍数基線に関係なく	4	5	5	5	5	5	5	5

*薬剤投与や胎児異常など特別な誘因がある場合は、個別に判断する。
*心拍数基線が徐脈（高度を含む）の場合は、一過性徐脈のない症例も「5」と判定する。

■ 基線細変動増加例

	なし	早発	変動 軽度	変動 高度	遅発 軽度	遅発 高度	遷延 軽度	遷延 高度
心拍数基線に関係なく	2	2	3	3	3	3	3	4

*心拍数基線が明らかに徐脈と判定される症例では、「基線細変動正常例」の徐脈（高度を含む）に準じる。

■ サイナソイダルパターン

	なし	早発	変動 軽度	変動 高度	遅発 軽度	遅発 高度	遷延 軽度	遷延 高度
心拍数基線に関係なく	4	4	4	4	5	5	5	5

検査・治療

Biophysical profile score (BPS)

	正常 (2点)	異常 (0点)
胎児呼吸様運動 30分間に30秒以上続く呼吸様運動	≧1回	0回
胎動 30分間で体幹や四肢の運動 (連続した運動は1回とカウント)	≧3回	≦2回
胎児筋緊張 30分間に体幹四肢を屈曲位から進展して、再度屈曲する運動(手の開閉も同じ)	≧1回	0回
羊水量 羊水ポケット	≧2cm	<2cm
NST 20分間に胎動を伴う15 bpm、15秒以上の一過性頻脈	≧2回	≦1回
	合計	点

BPSに基づく胎児管理

BPS点数	管理方法
8/10(羊水正常、NSTなし)	正常
8/10(羊水過少)	● 37週以降:遂娩 ● 36週まで:BPS週2回
6/10(羊水正常)	● 37週以降:遂娩 ● 36週まで:24時間以内に再検査、6点以下で遂娩
6/10(羊水過少)	● 32週以降:遂娩 ● 32週まで:毎日BPSを行う
4/10(羊水正常)	
4/10(羊水過少)	● 26週以降:遂娩
2/10	
0	

妊娠時の異常

■ 羊水量

	羊水ポケット (AFP)	羊水インデックス (AFI)
過多	> 8 cm	> 20 cm
正常	≧ 2 cm、≦ 8 cm	> 5 cm、≦ 20 cm
過少	< 2 cm	≦ 5 cm

■ 羊水減少・過多をきたす主な疾患

● 羊水減少

母体	●羊水の慢性流失（前期破水） ●妊娠高血圧症候群、膠原病、過期妊娠、薬剤投与（解熱鎮痛薬、ACE阻害薬）
胎児	●先天異常：染色体異常、閉塞性尿路疾患など ●腎血流量減少：発育遅延、胎児機能不全など

● 羊水過多

母体	糖尿病（妊娠糖尿病）、多胎妊娠、胎盤腫瘍
胎児	●胎児の羊水嚥下困難：筋性疾患、神経疾患、胎児水腫、染色体異常など ●吸収障害：消化管閉鎖など ●心不全：心疾患、胎児水腫など ●胎児腫瘍：仙骨奇形腫 ●胎児からの漏出：神経管閉鎖不全、腹壁破裂、臍帯ヘルニアなど

■ 妊娠末期の出血原因

- 常位胎盤早期剥離
- 前置胎盤
- 頸管ポリープ
- 子宮破裂
- 腟部びらん
- 子宮頸癌

検査・治療

産科危機的出血への対応

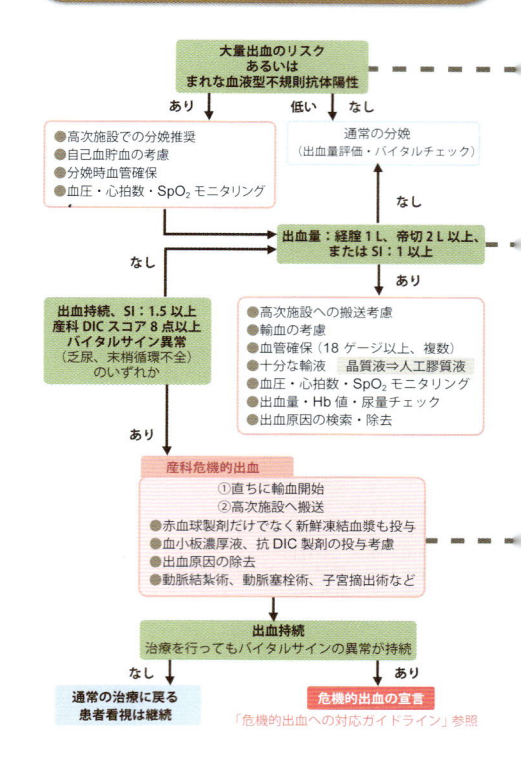

```
        ┌─────────────────────────┐
        │   大量出血のリスク          │
        │    あるいは               │
        │ まれな血液型不規則抗体陽性  │
        └─────────────────────────┘
         あり ↓         低い/なし ↓
                        ┌──────────────────┐
                        │  通常の分娩         │
                        │(出血量評価・バイタルチェック)│
                        └──────────────────┘
```

あり:
- 高次施設での分娩推奨
- 自己血貯血の考慮
- 分娩時血管確保
- 血圧・心拍数・SpO₂ モニタリング

↓ なし

出血量：経腟 1 L、帝切 2 L 以上、または SI：1 以上

↓ なし

出血持続、SI：1.5 以上　産科 DIC スコア 8 点以上　バイタルサイン異常　(乏尿、末梢循環不全) のいずれか

あり →
- 高次施設への搬送考慮
- 輸血の考慮
- 血管確保 (18 ゲージ以上、複数)
- 十分な輸液　晶質液⇒人工膠質液
- 血圧・心拍数・SpO₂ モニタリング
- 出血量・Hb 値・尿量チェック
- 出血原因の検索・除去

↓ あり

産科危機的出血
① 直ちに輸血開始
② 高次施設へ搬送
- 赤血球製剤だけでなく新鮮凍結血漿も投与
- 血小板濃厚液、抗 DIC 製剤の投与考慮
- 出血原因の除去
- 動脈結紮術、動脈塞栓術、子宮摘出術など

↓

出血持続
治療を行ってもバイタルサインの異常が持続

- **通常の治療に戻る　患者看視は継続**
- **危機的出血の宣言**
「危機的出血への対応ガイドライン」参照

- - ▶ 前置・低置胎盤、巨大子宮筋腫、既往帝王切開、癒着胎盤疑い、羊水過多・巨大児誘発分娩、多胎 など

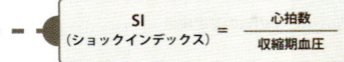

- - ▶ $\text{SI（ショックインデックス）} = \dfrac{\text{心拍数}}{\text{収縮期血圧}}$

妊婦のSI：1は約1.5L、SI：1.5は約2.5Lの出血量であることが推測される。

- - ▶
  <産科医>
  - マンパワー確保
  - 麻酔科医へ連絡
  - 輸血管理部門へ情報提供や発注
    輸液・輸血の指示・発注と実施
  - 出血・凝固系検査、各種採血
  - 出血状態の評価
    出血源の確認と処置
  - 血行動態の安定化
    輸液・輸血・昇圧剤の投与など
  - 家族への連絡・説明

  <助産師・看護師>
  - 出血量の測定・周知・記録
  - バイタルサインの測定・周知・記録
  - 輸液・輸血の介助

  <輸血管理部門>
  - 同型・適合血在庫の確認
  - 各種血液製剤の供給
  - 血液センターへの連絡、発注

5学会（日本産科婦人科学会、日本産婦人科医会、日本周産期・新生児医学会、日本麻酔医学会、日本輸血・細胞治療学会）合同産科危機的出血への対応ガイドライン作成委員会：産科危機的出血ガイドライン．2010より）

検査・治療

産科 DIC スコア

		1点	2点
基礎疾患	常位胎盤早期剥離		
	羊水塞栓症	酸素放流のみ	補助呼吸
	DIC 型後産期出血	1 ≦~< 2 L（出血開始から24 時間以内）	
	子癇・その他	その他の基礎疾患	
臨床症状	急性腎不全		
	急性呼吸不全（羊水塞栓症を除く）	酸素放流のみ	
	心、肝、脳、消化器などに重篤な障害		
	出血傾向・その他	●脈拍≧ 100/ 分 ●血圧≦ 90 mmHg（収縮期）または 40％以上の低下 ●冷汗 ●蒼白	
検査項目	血清 FDP	≧ 10 μg/mL	
	Plt	≦ 10 万 /μL	
	フィブリノゲン	≦ 150 mg/dL	
	プロトロンビン時間	≧ 15 秒（≦ 50％）	
	赤血球沈降速度	≦4 mm/15 分または≦ 15 mm/ 時	
	出血時間	≧ 5 分	
	AT III	≦ 18 mg/dL（または≦ 60％）	
	プラスミノゲン、その他の凝固因子	≦5％	

3点	4点	5点
	●子癇硬直、児生存 ●超音波断層所見およびCTG所見による早剥の診断	●子癇硬直、児死亡
人工換気	急性肺性心	
2 L≦（出血開始から24時間以内）	子宮から出血した血液、または採血血液が低凝固性の場合	
	子癇発作	
乏尿（5＜〜≦20 mL/時）	無尿（≦5 mL/時）	
	人工換気、またはときどきの補助呼吸	
	●心：ラ音または泡沫性の喀痰など ●肝：可視黄疸など ●脳：意識障害、痙攣など ●消化管：壊死性腸炎など	
	肉眼的血尿およびメレナ、紫斑、皮膚粘膜、歯肉、注射部位などからの出血	

合計：8〜12点⇒ DICに進展する可能性が高い
13点以上⇒ DIC

注）合計点数が8点以上で、DICとしての治療を開始できる。
（真木正博・他：産科DICスコア．産婦人科治療 50：119，1985 より引用改変）

胎児の身長・体重

在胎週	身長パーセンタイル (cm) 10	50	90	基準体重 (g) 平均
22	24.9	27.2	29.3	469
23	26.2	28.6	30.8	560
24	27.5	30.1	32.3	660
25	28.9	31.6	33.9	771
26	30.4	33.2	35.5	892
27	32.0	34.8	37.1	1023
28	33.5	36.3	38.7	1163
29	35.0	37.8	40.2	1313
30	36.4	39.2	41.8	1470
31	37.7	40.6	43.3	1635
32	38.8	41.8	44.7	1805
33	39.8	43.0	45.9	1980
34	40.8	44.1	46.9	2156
35	41.9	45.1	48.0	2333
36	43.0	46.2	49.0	2507
37	44.2	47.2	51.1	2676
38	45.3	48.1	51.7	2838
39	46.2	48.8	52.3	2989
40	47.0	49.4	52.9	3125
41	47.5	49.9	53.4	3244

(産科婦人科学会ガイドラインを元に作成)

出生時在胎週別体重標準値

■ 初産婦

在胎週	男児パーセンタイル(g) 10	50	90	女児パーセンタイル(g) 10	50	90
22	373	447	514	329	401	479
23	458	549	632	412	503	600
24	544	652	752	497	607	724
25	633	759	876	585	714	853
26	727	873	1008	677	828	988
27	828	995	1150	776	949	1133
28	936	1126	1303	882	1079	1288
29	1052	1266	1467	994	1217	1452
30	1176	1416	1642	1112	1361	1622
31	1307	1574	1828	1235	1511	1800
32	1445	1741	2022	1364	1668	1983
33	1590	1915	2225	1501	1832	2172
34	1741	2094	2430	1646	2004	2368
35	1896	2274	2636	1801	2181	2567
36	2055	2454	2839	1964	2361	2765
37	2220	2633	3037	2131	2538	2956
38	2383	2804	3223	2298	2709	3134
39	2536	2959	3389	2453	2864	3292
40	2672	3094	3533	2589	2998	3429
41	2792	3214	3660	2707	3115	3547

(日本小児科学会新生児委員会:日本小児科学会新生児委員会報告:新しい在胎期間別出生時体格標準値. 2010 より)

検査・治療

■ 経産婦

在胎週	男児パーセンタイル(g) 10	50	90	女児パーセンタイル(g) 10	50	90
22	366	449	538	349	427	501
23	450	552	661	423	518	608
24	535	657	785	499	610	719
25	625	766	916	579	709	836
26	721	883	1054	668	817	965
27	823	1008	1201	766	937	1109
28	933	1142	1359	875	1070	1268
29	1051	1285	1528	994	1215	1442
30	1178	1438	1708	1123	1371	1631
31	1314	1602	1899	1260	1537	1829
32	1457	1774	2097	1402	1708	2035
33	1608	1952	2302	1550	1883	2242
34	1765	2137	2511	1702	2062	2451
35	1932	2328	2726	1862	2246	2660
36	2111	2528	2947	2032	2435	2870
37	2300	2730	3167	2208	2642	3073
38	2483	2919	3369	2379	2802	3256
39	2648	3085	3542	2536	2961	3418
40	2789	3226	3687	2681	3107	3564
41	2915	3350	3814	2815	3242	3700

(日本小児科学会新生児委員会:日本小児科学会新生児委員会報告:新しい在胎期間別出生時体格標準値. 2010 より)

新生児の生理

■ 新生児の分類

● 在胎週数による分類

早産児	妊娠満22週以上〜満37週未満で出生した児
正期産児	妊娠満37週以上〜満42週未満で出生した児
過期産児	妊娠満42週以上で出生した児

● 出生体重による分類

超低出生体重児	出生体重1000g未満の児
極低出生体重児	出生体重1000g以上、1500g未満の児
低出生体重児	出生体重2500g未満の児
正常出生体重児	出生体重2500g以上、4000g未満の児
巨大児	出生体重4000g以上の児
超巨大児	出生体重4500g以上の児

(ICD-10, 1995)

● 出生体重・出生身長[*]による分類

light for gestational age infant	体重：10パーセンタイル未満 身長：10パーセンタイル以上
SAG児（small for gestational age infant）	体重・身長ともに 　10パーセンタイル未満
AGA児（appropriate for gestational age infant）	体重・身長ともに 　10パーセンタイル以上 　90パーセンタイル未満
HGA児（heavy for gestational age infant）	体重：90パーセンタイル以上 身長：規定せず
large for gestational age infant	体重・身長ともに 　90パーセンタイル以上

[*]胎児期間（週数）に対しての値

■ 体温

出生直後	37.0 〜 38.0 度
初期体温下降	35 度（4 〜 8 時間で安定）
皮膚温　頸部	36.5 〜 37.0 度
腋窩	36.1 〜 37.0 度
深部温（直腸）	36.5 〜 37.5 度

■ 新生児のバイタルサイン

	出生時	新生児
呼吸数（回 / 分）		30 〜 80
脈拍数（回 / 分）	安静（覚醒時） 100 〜 180 安静（睡眠時） 80 〜 160	90 〜 170
心拍数（回 / 分）	150 〜 180	120 〜 150
収縮期血圧（mmHg）	45 〜 65	50 〜 70
拡張期血圧（mmHg）	25 〜 45	20 〜 40

■ 血液検査（平均値）

	生下時	1 日	1 週	1 カ月
RBC（/μL）	—	530 万	510 万	420 万
Hb（g/dL）	—	18.5	17.5	14.0
Hct（%）	—	56	54	43
MCV（fl）	—	108	107	104
WBC（/μL）	18100	18900	12200	10800
好中球（/μL）	11000	11500	5500	3800

〈参考文献〉
戸谷誠之ほか・編：こどもの検査値ノート　第 2 版. 医学書院, 2004

すぐ調 ● 産婦人科

カウプ指数

カウプ指数 = 体重 (g) ÷ 身長 (cm)^2 × 10

カウプ指数	
10 以下	消耗症
10～13	栄養失調
13～15	やせ
15～19	標準
19～22	優良、肥満傾向
22 以上	肥満

検査・治療

M emo

新生児の血圧検査

■ 血圧測定:マンシェットの幅と長さ

	低出生児	新生児〜3カ月
幅	2.5 cm	3 cm
長さ	9 cm	15 cm

■ 血糖チェックのための血圧測定時間

	3時間	6時間	9時間	12時間	24時間
低出生体重児	○		○	○	○
母体糖尿病、妊娠糖尿病	○	○	○	○	○
早産児	○				
巨大児	○				

■ 新生児低血糖の定義

生後72時間

低出生体重児:20 mg/dL
成熟児:30 mg/dL

体重に関係なく 40 mg/dL 以下

新生児黄疸

■ 新生児黄疸の判断基準

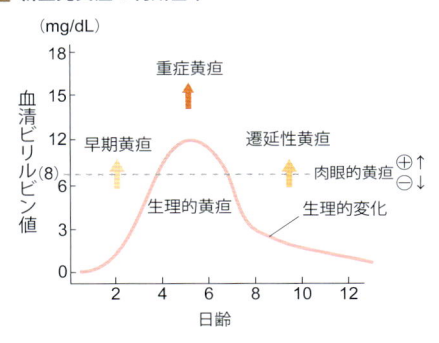

(mg/dL)

血清ビリルビン値

重症黄疸

早期黄疸　　　遷延性黄疸

生理的黄疸　　　生理的変化

肉眼的黄疸 ⊕↑ ⊖↓

日齢

■ 光線療法・交換輸液の適応基準

（単位：mg/dL）

生後時間	<24時間 P	<24時間 E	<48時間 P	<48時間 E	<72時間 P	<72時間 E	<96時間 P	<96時間 E	<120時間 P	<120時間 E	>5日 P	>5日 E
<1000 g	5	8	5	10	5	10	5	10	8	10	10	15
1000〜1500 g	6	10	8	12	8	15	10	15	10	18	12	18
1500〜2500 g	8	10	10	15	12	18	15	20	15	20	15	20
2500 g≧	10	12	12	18	15	20	18	25	18	25	18	25

P：光線療法、E：交換輸液
（中村　肇：小児科学第3版、医学書院、p.610より）

検査・治療

新生児の便性変化

	特徴
胎便	黒色〜暗緑色で粘稠な便。 生後、24時間以内に排泄される
移行便	緑色から黄緑色の混在する便。 生後3日目ころから排出される
乳便	鮮やかな黄色（時に、緑）で、水様性の軟便。 生後5日頃の、離乳食が開始される以前の母乳やミルクなどの乳汁を飲んでいる時期の便

Memo

▶ 新生児期にみられる反射

乳探索反射	空腹時に新生児の口唇周囲を指で刺激すると、その方向へ向こうとする反射。生後3カ月ほどで消失
吸啜反射	乳首から乳を吸う。生後2～5カ月で消失
把握反射	手掌、あるいは足底に触れたものを握る。生後3～4カ月以降に消失
非対称性緊張性頸反射	腹臥位にした児の頭部をどちらか一方に向けたとき、向けた側の上下肢を伸展し、反対側の上下肢を屈曲する。生後3カ月ほどで消失
モロー反射	頭と背中を支え上体を少し持ち上げ、急に頭を少し落下させたときに起こる反射。両上肢を開き、側方から正中方向に抱きつくような動きをする。生後5カ月ほどで消失

検査・治療

シルバーマンスコア

	0点	1点	2点
胸部・腹部の運動	同時に上下する	胸がわずかに動き、腹だけが大きく上下	シーソー運動
肋間陥没	なし	わずかに認められる	著明
剣状隆起下陥没	なし	わずかに認められる	著明
鼻翼呼吸	なし	顎は下がるが、口は閉じている。鼻翼がわずかに動く	鼻翼呼吸著明（顎が下がり、口を開く）
呻吟（うめき声）	なし	聴診器でわかる	聴診器なしでわかる

合計　　　　点

	合計点
正常	0〜1点
呼吸窮迫	2〜4点
重篤	5点

新生児の異常呼吸

陥没呼吸	胸壁の柔らかい部分(肋間、胸骨、鎖骨上窩など)が、吸気時に陥没。上気道に狭窄がある場合や肺のコンプライアンスが低下している場合にみられる
呻吟 (しんぎん)	呼気時に現れるうなり声。呼吸不全でみられる
鼻翼呼吸	吸気時に鼻腔が拡大する。さまざまな呼吸器疾患および循環器疾患による呼吸困難時にみられる
シーソー呼吸	吸気時に胸郭が陥没し、腹部が膨満する。呼気時はその逆
無呼吸	20秒以上の呼吸停止

Memo

アプガースコア

	0 点	1 点	2 点
心拍数	60/分未満	60/分以上 100/分未満	100/分以上
呼吸	ない	弱い泣き声／不規則な浅い呼吸	強く泣く／規則的な呼吸
筋緊張	だらんとしている	いくらか四肢を曲げる	四肢を活発に動かす
反射	刺激に対して反応しない	顔をしかめる	泣く／咳嗽・嘔吐反射
皮膚の色	全身蒼白または暗紫色	体幹ピンク、四肢チアノーゼ	全身ピンク

合計　　　点

	合計点
正常	7 〜 10 点
軽症仮死	4 〜 6 点*
重症仮死	0 〜 3 点

＊7点を軽度仮死と定義する場合もある

新生児の蘇生法アルゴリズム

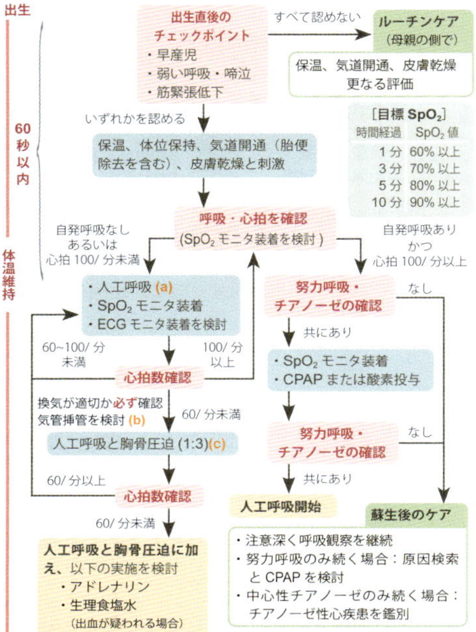

出生

出生直後のチェックポイント
- 早産児
- 弱い呼吸・啼泣
- 筋緊張低下

すべて認めない → **ルーチンケア（母親の側で）**
保温、気道開通、皮膚乾燥
更なる評価

いずれかを認める

60秒以内

保温、体位保持、気道開通（胎便除去を含む）、皮膚乾燥と刺激

[目標 SpO₂]
時間経過	SpO₂値
1分	60%以上
3分	70%以上
5分	80%以上
10分	90%以上

呼吸・心拍を確認
(SpO₂モニタ装着を検討)

体温維持

自発呼吸なしあるいは心拍100/分未満

自発呼吸ありかつ心拍100/分以上

- 人工呼吸 (a)
- SpO₂モニタ装着
- ECGモニタ着を検討

努力呼吸・チアノーゼの確認

60～100/分未満 / 100/分以上

心拍数確認

共にあり
- SpO₂モニタ装着
- CPAPまたは酸素投与

換気が適切か必ず確認
気管挿管を検討 (b) 60/分未満
人工呼吸と胸骨圧迫 (1:3)(c)

努力呼吸・チアノーゼの確認

60/分以上

心拍数確認

共にあり / なし

60/分未満

人工呼吸開始

人工呼吸と胸骨圧迫に加え、以下の実施を検討
- アドレナリン
- 生理食塩水
  （出血が疑われる場合）
- 原因検索
心拍60/分以上に回復したら人工呼吸へ戻る (a)

- 注意深く呼吸観察を継続
- 努力呼吸のみ続く場合：原因検索とCPAPを検討
- 中心性チアノーゼのみ続く場合：チアノーゼ性心疾患を鑑別

蘇生後のケア

(a) 新生児仮死では90%以上はバッグ・マスク換気だけで改善するので急いで挿管しなくてよい。はじめ空気で開始し皮膚色、またはSpO₂値の改善がなければ酸素を追加
(b) 適切に換気できていない場合は、胸骨圧迫にステップを進めず、換気の確保・実施に専念
(c) 1分間では人工呼吸30回と胸骨圧迫90回となる

[日本蘇生協議会・監修／JRC蘇生ガイドライン 2015. 医学書院, 2016, p247]

検査・治療

婦人科的な主な腹部痛・性器出血の原因

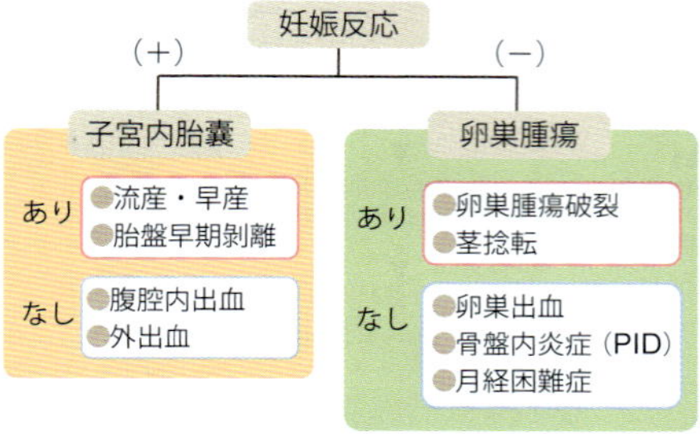

```
              妊娠反応
         (+)    │    (−)
     ┌─────────┴─────────┐
   子宮内胎嚢            卵巣腫瘍

あり  ●流産・早産      あり  ●卵巣腫瘍破裂
      ●胎盤早期剥離          ●茎捻転

なし  ●腹腔内出血      なし  ●卵巣出血
      ●外出血                ●骨盤内炎症（PID）
                             ●月経困難症
```

Memo

子宮筋腫と子宮癌

	子宮筋腫	子宮癌	
		子宮頸癌	子宮体癌
症状	●過多月経、不正子宮出血、月経困難症など ●腫瘤感、圧迫症状、腰痛など ●貧血	●不正性器出血 ●帯下 ●初期では、多くは無症状。進行すると、疼痛、尿毒症など	●不正性器出血 ●血性帯下
好発年齢	30歳代以降	20歳代後半～40歳代前後 70歳代後半	50歳代以降（閉経後）
検査	●内診 ●超音波断層法 ●CT・MRI	●細胞診 ●コルポスコピー ●組織診 ●CT・MRI	●細胞診 ●子宮内膜診断 ●CT・MRI
治療	●手術 ●薬物療法 ●化学療法	●0～Ⅱ期：手術、放射線療法 ●Ⅲ期以降：多くは放射線療法。化学療法後の手術を行うことも	●手術 ●化学療法
転移	なし	あり	あり

検査・治療

子宮頸癌の進行期分類

(日産婦 2011、FIGO2008)

I期 (子宮頸部に限局)	A1	浸潤の深さ：3 mm 以内 癌の広がり：7 mm 未満
	A2	浸潤の深さ：3 mm を超え5 mm 以内 癌の広がり：7 mm 未満
	B1	腫瘍径：4 cm 以下
	B2	腫瘍径：4 cm を超える
II期 (子宮傍組織・腟壁上部に浸潤)	A1	腫瘍径：4 cm 以下
	A2	腫瘍径：4 cm を超える
	B	子宮傍組織に浸潤
III期 (腟壁下部・骨盤壁に浸潤)	A	腟壁下部 1/3 に浸潤
	B	骨盤壁に浸潤または、明らかな水腎症や無機能腎を認める
IV期 (遠隔転移)	A	膀胱・直腸粘膜に浸潤
	B	小骨盤外に浸潤

(日本産科婦人科学会、日本病理学会、日本医学放射線学会、日本放射線腫瘍学会・編：子宮頸癌取扱い規約第3版、金原出版、2012 より引用改変)

0期

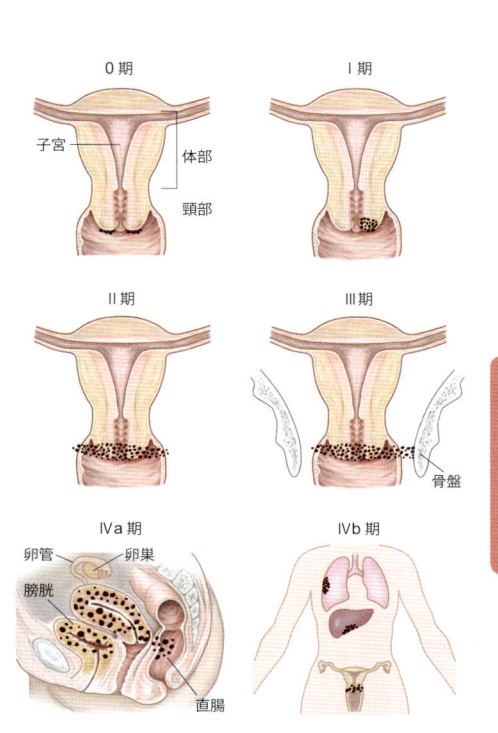

子宮 — 体部／頸部

I期

II期

III期

骨盤

IVa期

卵管　卵巣
膀胱
直腸

IVb期

検査・治療

59

子宮体癌の進行期分類

(日産婦 2011、FIGO2008)

I期 (子宮体部に限局)	A	浸潤：子宮筋層 1/2 未満
	B	浸潤：子宮筋層 1/2 以上
II期　(頸部間質に浸潤)　⇒頸管腺浸潤のみは I 期		
III期 (子宮外〜小骨盤内に浸潤を超えない。または、リンパ節転移)	A	子宮漿膜ならびに／あるいは付属器を侵す
	B	膣ならびに／あるいは子宮傍組織へ浸潤
	C1	骨盤リンパ節転移
	C2	傍大脈リンパ節転移（骨盤リンパ節転移の有無は関係なし）
IV期 (遠隔転移)	A	膀胱ならびに／あるいは腸粘膜への浸潤
	B	腹腔内ならびに／あるいは鼠径リンパ節転移を含む遠隔転移

[子宮体部腺癌の組織学的分化度]

	充実性増殖の占める割合
Grade 1	●腺癌成分の 5%以下
Grade 2	●腺癌成分の 6〜50%以下 ● 5%以下でも、細胞異型が著しく強い
Grade 3	●腺癌成分の 50%を超える ● 6〜50%でも、細胞異型が著しく強い

(日本産科婦人科学会、日本病理学会、日本医学放射線学会、日本放射線腫瘍学会・編：子宮頸癌取扱い規約第 3 版、金原出版、2012 より引用改変)

注）2012 年より手術施行の有無にかかわらず、上記の分類が使用されている。それ以前は、手術試行の有無により進行期分類が異なる。

子宮体部肉腫の進行期分類

(UICC 第7版、FIGO2008)

TNM	FOGO	平滑筋肉腫 子宮内膜間質肉腫	腺肉腫
T1	I	腫瘍が子宮内に限局	腫瘍が子宮内に限局
T1a	I A	腫瘍サイズ：5cm以下	子宮体部内膜、頸部内膜に限局
T1b	I B	腫瘍サイズ：5cmを超える	筋層浸潤：1/2以内
T1c	I C	—	筋層浸潤：1/2を超える
T2	II	骨盤腔に浸潤	骨盤腔に浸潤
T2a	II A	付属器に浸潤	付属器に浸潤
T2b	II B	その他の骨盤内組織へ浸潤	その他の骨盤内組織へ浸潤
T3	III	骨盤外に進展	骨盤外に進展
T3a	III A	1部位のみに進展	1部位のみに進展
T3b	III B	2部位以上に進展	2部位以上に進展
N1	III C	骨盤リンパ節ならびに/あるいは傍大動脈リンパ節転移	骨盤リンパ節ならびに/あるいは傍大動脈リンパ節転移
T4	IV A	膀胱粘膜ならびに/あるいは直腸粘膜に浸潤	膀胱粘膜ならびに/あるいは直腸粘膜に浸潤
M1	IV B	遠隔転移	遠隔転移
TX		原発腫瘍の評価不能	原発腫瘍の評価不能

	付属リンパ節	N0	転移なし
		N1	転移あり
		NX	判定不能
	遠隔転移	M0	転移なし
		M1	転移あり
		MX	判定不能

(日本産科婦人科学会、日本病理学会、日本医学放射線学会、日本放射線腫瘍学会・編：子宮頸癌取扱い規約第3版、金原出版、2012 より引用改変)

検査・治療

抗癌剤使用時の注意点

■ 抗癌剤の吐き気の強さ

	一般名
強い (> 90%)	シスプラチン シクロホスファミド (>1500 mg/m^2) ダカルバジン
中等度 (30 ～ 90%)	シタラビン (>1 g/m^2) カルボプラチン イホスファミド シクロホスファミド (<1500 mg/m^2) ドキソルビシン ダウノルビシン イダルビシン イリノテカン
低い (10 ～ 30%)	パクリタキセル ドセタキセル ミトキサントロン エトポシド メトトレキサート ゲムシタビン シタラビン (<1 g/m^2)
ほとんどない (< 10%)	ブレオマイシン ブスルファン フルダラビン リツキシマブ ビンブラスチン ビンクリスチン

(J Clin Oncol 24：2932-2947, 2006 より)

抗癌剤投与中の過敏症とアナフィラキシー

	主な過敏症の症状	
	軽症	重症
消化器症状	腹痛	下痢、嘔吐
呼吸器症状	呼吸困難	喘鳴、気管支痙攣
循環器症状	胸痛	低血圧、不整脈
皮膚症状	局所の蕁麻疹	全身の蕁麻疹、チアノーゼ
精神・神経症状	めまい	意識レベル低下
前駆症状	瘙痒感、熱感、紅潮、蕁麻疹、くしゃみ、咳、呼吸困難感、口腔内・咽頭不快感、動悸、口唇のしびれ、手足末端のしびれ、めまい、脱力感、悪心、冷や汗、便意、尿意、腹痛	

＊多くは投与直後。24時間～数日後の場合もある。

抗癌剤投与中のインフュージョンリアクション

	主な症状
消化器症状	悪心・嘔吐
呼吸器症状	咳嗽、胸水、低酸素症
循環器症状	血圧低下、頻脈
皮膚症状	発疹、顔面浮腫、非心原性肺浮腫
精神・神経症状	頭痛、めまい、耳鳴、無気力症
その他	発熱・悪寒

抗癌剤使用時に大量輸液が必要なもの

● 大量輸液＋メスナ（ウロミテキサン）予防投与

シクロホスファミド（エンドキサン）
イホスファミド（イホマイド）

● 大量輸液＋尿アルカリ化（メイロン負荷）

大量メトトレキサート療法

■ 注意したい抗癌剤

分類	薬剤名	リスクファクター
過敏症とアナフィラキシー		
代謝拮抗薬	メトトレキサート（メソトレキセート）	高用量
	シタラビン（キロサイド）	高用量、長期使用
アルカロイド系	ドセタキセル水和物（タキソテール）*	初回投与、急速静注、高用量
	パクリタキセル（タキソール）*	
抗生物質	ブレオマイシン（ブレオ）*	悪性リンパ腫
トポイソメラーゼ阻害薬	エトポシド（ベプシド、ラステット）	高用量
白金製剤	シスプラチン（ランダ、ブリプラチンなど）	複数回投与、膀胱内注入、白金化合物過敏反応の既往
	カルボプラチン（パラプラチンなど）	複数回投与、白金化合物過敏反応の既往
その他	L-アスパラギナーゼ（ロイナーゼ）	静注、複数回投与、高用量、単剤投与
インフュージョンリアクション		
分子標的治療薬	トラスツズマブ（ハーセプチン）	初回投与
	リツキシマブ（リツキサン）	初回投与、急速静注、脾腫、心機能障害、肺機能障害

*過敏症や発熱などに対する前投与が必要

骨粗鬆症

■ 原発性骨粗鬆症の診断基準（2012年度改訂版）

　低骨量をきたす骨粗鬆症以外の疾患または続発性骨粗鬆症を認めず、骨評価の結果が下記の条件を満たす場合、原発性骨粗鬆症と診断する。

脆弱性骨折あり[*1]	●椎体骨折[*2]または大腿骨近位部骨折あり ●その他の脆弱性骨折[*3]があり、骨密度[*4]がYAMの80％未満
脆弱性骨折なし	●骨密度[*4]がYAMの70％以下または－2.5SD以下

[略語] YAM：若年成人平均値（腰椎では20～44歳、大腿骨近位部では20～29歳）

[*1] 軽微な外力によって発生した非外傷性骨折。軽微な外力とは、立った姿勢からの転倒か、それ以下の外力をさす。

[*2] 形態椎体骨折のうち、3分の2は無症候性であることに留意するとともに、鑑別診断の観点からも脊椎X線像を確認することが望ましい。

[*3] その他の脆弱性骨折：軽微な外力によって発生した非外傷性骨折で、骨折部位は肋骨、骨盤（恥骨、坐骨、仙骨を含む）、上腕骨近位部、橈骨遠位端、下腿骨。

[*4] 骨密度は原則として腰椎または大腿骨近位部骨密度とする。また、複数部位で測定した場合にはより低い％値またはSD値を採用することとする。腰椎においてはL1～L4またはL2～L4を基準値とする。ただし、高齢者において、脊椎変形などのために腰椎骨密度の測定が困難な場合には大腿骨近位部骨密度とする。大腿骨近位部骨密度には頸部またはtotal hip(totalproximal femur)を用いる。これらの測定が困難な場合は橈骨、第二中手骨の骨密度とするが、この場合は％のみ使用する。

[付記] 骨量減少（骨減少）[lowbone mass (osteopenia)]：骨密度が－2.5SDより大きく－1.0SD未満の場合を骨量減少とする。
（日本骨代謝学会、日本骨粗鬆症学会合同原発性骨粗鬆症診断基準改訂検討委員会：原発性骨粗鬆症の診断基準（2012年度改訂版）．J Bone Miner 31:247-257, 2013, Osteoporo Jpn 21:11, 2013より）

ホルモン補充療法（HRT）

ホルモン補充療法の種類

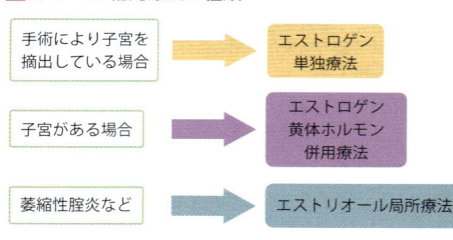

手術により子宮を摘出している場合	→	エストロゲン単独療法
子宮がある場合	→	エストロゲン黄体ホルモン併用療法
萎縮性腟炎など	→	エストリオール局所療法

注意したい副作用

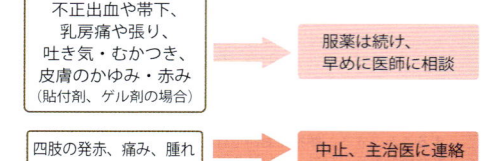

| 不正出血や帯下、乳房痛や張り、吐き気・むかつき、皮膚のかゆみ・赤み（貼付剤、ゲル剤の場合） | → | 服薬は続け、早めに医師に相談 |
| 四肢の発赤、痛み、腫れ | → | 中止、主治医に連絡 |

検査・手術で一時的に服用を中止すべき経口薬

■ 観血的処置（生検など）を伴う検査・術前に中止すべき経口薬

一般名	主な商品名
抗凝固剤	
ワルファリン	ワーファリン、ワルファリンカリウム、ワルファリンK
ダビガトラン	プラザキサ
血小板凝集抑制剤	
アスピリン（合剤）	バイアスピリン、バファリン配合錠A81
チクロピジン	パナルジン
クロピドグレル	プラビックス
シロスタゾール	プレタール、シロスレット
リマプロストアルファデクス	オパルモン、プロレナール、オプチラン
サルポグレラート	アンプラーグ
ベラプロスト	ベラサスLA、ドルナー、プロサイリン
冠拡張薬	
ジピリダモール	アンギナール、ペルサンチン
ジラゼプ	コメリアン
脂質異常症薬	
イコサペント酸エチル	エパデール、ソルミラン

■ 造影剤使用時に中止すべき経口薬

	主な商品名
ビグアナイド系糖尿病薬	グリコラン、メデット、メトグルコ、ジベトス

Japan Coma Scale (JCS)

I. 覚醒している（1桁の点数で表現）	
0	意識清明
1	見当識は保たれているが意識清明ではない
2	見当識障害がある
3	自分の名前・生年月日が言えない

II. 刺激に応じて、一時的に覚醒する（2桁の点数で表現）	
10	普通の呼びかけで開眼する
20	大声で呼びかけたり、強く揺するなどで開眼する
30	痛み刺激を加えつつ、呼びかけを続けると辛うじて開眼する

III. 刺激しても覚醒しない（3桁の点数で表現）	
100	痛みに対して払いのけるなどの動作をする
200	痛み刺激で手足を動かしたり、顔をしかめたりする
300	痛み刺激に対し全く反応しない

＊次の状態があれば付加する。R：不穏、I：失禁、A：自発性喪失
記載例）3A、20I

主な薬剤

薬剤一覧のみかた

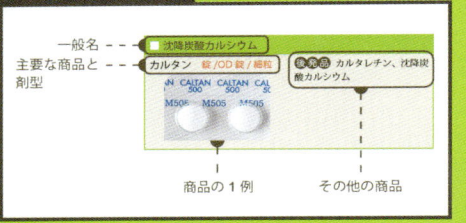

- 一般名 — 沈降炭酸カルシウム
- 主要な商品と剤型 — カルタン 散/OD錠/細粒

商品の1例

その他の商品 — カルタレチン、沈降炭酸カルシウム

※ 2019年10月現在の薬剤情報を元に作成しています。

ホルモン製剤

■ 排卵誘発薬

■ クロミフェンクエン酸塩
クロミッド 錠

■ シクロフェニル
セキソビット 錠

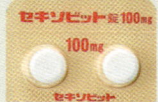

■ ゴナドトロピン製剤

■ ヒト下垂体性性腺刺激ホルモン
HMG 注　　　　　後発品 ゴナピュール、フォリルモンP

■ ヒト絨毛性性腺刺激ホルモン
HCG 筋注用

ゴナトロピン 筋注用/注用

■ 遺伝子組換えヒト卵胞刺激ホルモン剤

■ ホリトロピン アルファ
ゴナールエフ 皮下注用/皮下注ペン

■ GnRH アゴニスト（誘導体）

□ リュープロレリン酢酸塩

リュープリン　　　　　　後発品 リュープロレリン酢酸塩
注 / キット /SR 注射用キット

□ ゴセレリン酢酸塩

ゾラデックス　デポ

□ ブセレリン酢酸塩

スプレキュア MP　皮下注用

スプレキュア　点鼻液　　　後発品 イトレリン、ブセレキュア

□ 酢酸ナファレリン

ナサニール　点鼻液　　　後発品 ナファレリール

■ 持続性ドパミン作動薬、高プロラクチン血症治療薬

□ カベルゴリン

カバサール　錠

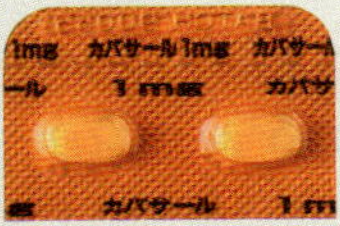

後発品 カベルゴリン

□ テルグリド

テルロン　錠

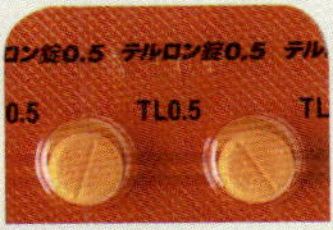

後発品 テルグリド

□ ブロモクリプチンメシル酸塩

パーロデル　錠

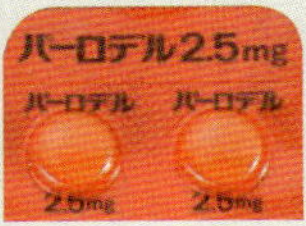

後発品 アップノールB、パドパリン、ブロモクリプチン、ブロモクリプチンメシル酸塩

主な薬剤

ホルモン製剤

■ 卵胞ホルモン製剤

■ エストラジオール

ジュリナ 錠 エストラーナ テープ

■ エストリオール ■ 結合型エストロゲン

エストリール 錠/腟錠
ホーリン 錠/筋注
ホーリンV 腟錠
(後発品) エストリオール

プレマリン 錠

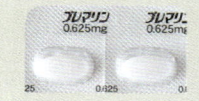

■ 黄体ホルモン製剤

■ プロゲステロン

プロゲホルモン 筋注 (後発品) プロゲストン
ルテウム 注

■ ジドロゲステロン

デュファストン 錠

■ ヒドロキシプロゲステロンカプロン酸エステル

プロゲデポー 筋注 (後発品) プロゲストンデポー

■ メドロキシプロゲステロン酢酸エステル

ヒスロン 錠 プロベラ 錠

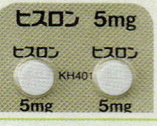

(後発品) メドロキシプロゲステロン酢酸エステル、プロゲストン

ヒスロンH ⇒ p.86 参照

■ クロルマジノン酢酸エステル

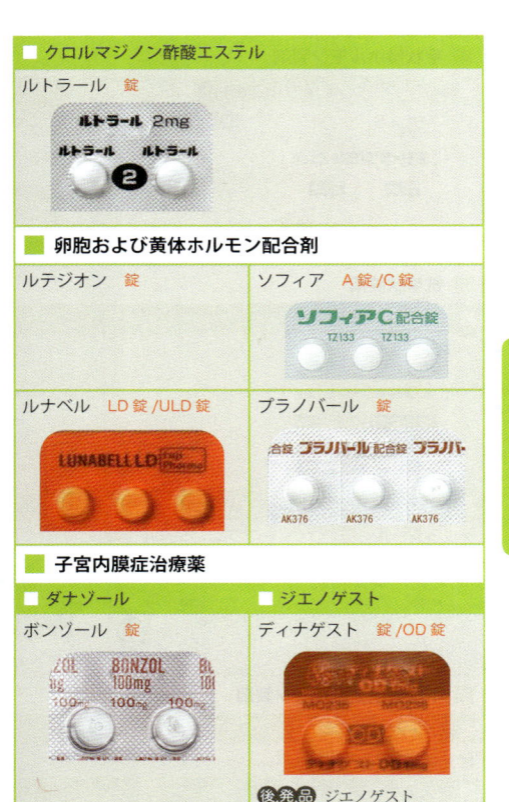

ルトラール　錠

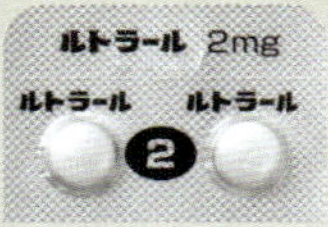

■ 卵胞および黄体ホルモン配合剤

ルテジオン　錠

ソフィア　A錠/C錠

ルナベル　LD錠/ULD錠

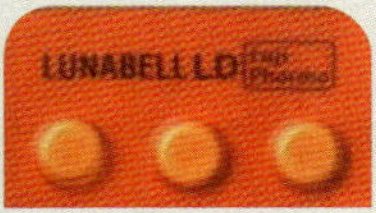

プラノバール　錠

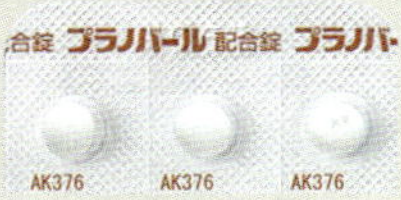

■ 子宮内膜症治療薬

■ ダナゾール

ボンゾール　錠

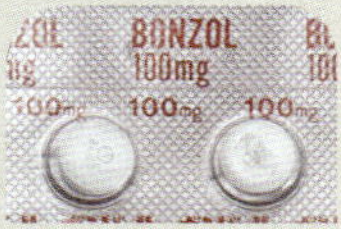

■ ジエノゲスト

ディナゲスト　錠/OD錠

後発品 ジエノゲスト

主な薬剤

ホルモン製剤

■ 甲状腺ホルモン製剤

■ レボチロキシンナトリウム水和物

チラーヂンS　錠/散　　　　　後発品 レボチロキシンNa

■ 抗甲状腺薬

■ チアマゾール（MMI）

メルカゾール　錠/注

■ プロピルチオウラシル（PTU）

チウラジール　錠　　　　　　プロパジール　錠

■ 下垂体後葉ホルモン製剤

■ 合成バソプレシン

ピトレシン　注

■ デスモプレシン酢酸塩水和物

デスモプレシン　点鼻液/スプレー（定量噴霧式）

副腎皮質ホルモン製剤

■ ヒドロコルチゾンリン酸エステルナトリウム

| 水溶性ハイドロコートン 注 | 後発品 ヒドロコルチゾンリン酸エステルNa |

■ ヒドロコルチゾンコハク酸エステルナトリウム

| ソル・コーテフ 注射用/静注用 | 後発品 サクシゾン |

■ プレドニゾロン

プレドニゾロン 錠/散

プレドニン 錠

■ メチルプレドニゾロンコハク酸エステルナトリウム

| ソル・メドロール 静注用 | 後発品 ソル・メルコート、メチルプレドニゾロンコハク酸エステルNa |

■ デキサメタゾン

| デカドロン 錠/エリキシル | 後発品 デキサメサゾンエリキシル |

デカドロン錠0.5mg
デカドロン デカドロン
㊟535

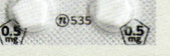

■ ベタメタゾン（ベタメタゾンリン酸エステルナトリウム）

| リンデロン 散/錠/シロップ/注（0.4%, 2%) | 後発品 ベタメタゾン、リノサール |

主な薬剤

ホルモン製剤／副腎皮質ホルモン製剤

子宮用薬

〔子宮収縮抑制薬〕

■ **β刺激薬**

■ リトドリン塩酸塩

ウテメリン　錠/注　　　**後発品** 塩酸リトドリン、リトドリン、リトドリン塩酸塩

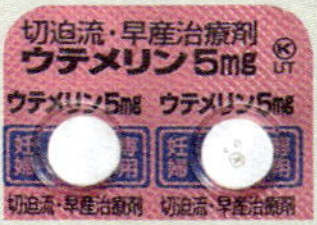

■ イソクスプリン塩酸塩

ズファジラン　錠/筋注

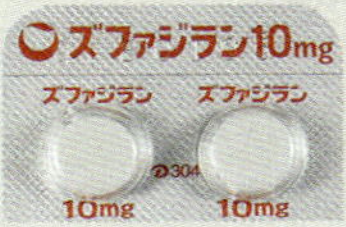

■ **マグネシウム製剤〔合剤〕**

マグセント　注/注シリンジ

〔子癇治療薬〕

■ **マグネシウム製剤〔合剤〕**

マグネゾール　静注

〔子宮収縮薬〕

■ オキシトシン

アトニン-O 注　　　　後発品 オキシトシンF

■ ゲメプロスト

プレグランディン 腟坐剤

■ ジノプロストン

プロスタグランジンE_2 錠

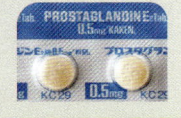

■ ジノプロスト

プロスタルモン・F 注　　　後発品 ジノプロスト

■ エルゴメトリンマレイン酸塩

エルゴメトリンマレイン酸塩注 注

■ メチルエルゴメトリンマレイン酸塩（略称：エルゴメ）

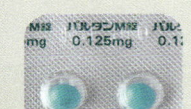

パルタンM 錠/注　　　後発品 メチルエルゴメトリン、メチルエルゴメトリンマレイン酸塩

主な薬剤

子宮用薬

▶ 生活改善薬

〔経口避妊薬（薬価基準適用外）〕

■ 1相性〔合剤〕

マーベロン 21，28	錠
ファボワール 21，28	白色錠 / 緑色錠

■ 3相性〔合剤〕

シンフェーズT 28	淡青色錠 / 白色錠 / 橙色錠
トリキュラー 21，28	赤褐色錠 / 白色錠 / 淡黄色錠 / 白色糖衣錠
アンジュ 21，28	赤褐色錠 / 白色錠 / 黄色錠 / 赤色錠
ラベルフィーユ 21，28	赤褐色糖衣錠 / 白色糖衣錠 / 淡黄褐色糖衣錠 / 赤色糖衣錠

■ 子宮内避妊システム

□ レボノルゲストレル

ミレーナ	外用剤

▶ 痔治療薬

強力ポステリザン	軟膏	ポステリザンF	坐薬
ネリプロクト	坐薬 / 軟膏	後発品	ネイサート、ネリコルト、ネリザ

骨粗鬆症・骨代謝改善薬

■ 活性化ビタミンD_3製剤

■ アルファカルシドール

アルファロール
散/カプセル/内服液

ワンアルファ
錠/内用液

(後)発品 アルシオドール、アルファカルシドール、カルフィーナ、トヨファロール、ワークミン

■ エデカルシトール

エディロール　カプセル

■ カルシトニン製剤

■ エルカトニン

エルシトニン注10単位
注

(後)発品 エカテニン、エルカトニン、エスカトニール、ラスカルトン

エルシトニン注20S
注/ディスポ

■ カルシトニン（サケ）

カルシトラン　注

主な薬剤

生活改善薬／痔治療薬／骨粗鬆症・骨代謝改善薬

■ ビスホスホネート製剤

■ アレンドロン酸ナトリウム水和物

フォサマック 錠

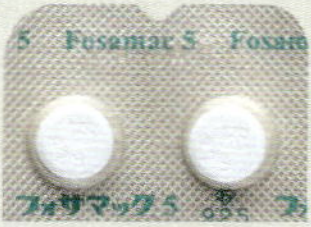

ボナロン 錠

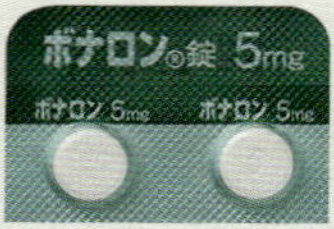

後発品 アレンドロン酸

■ エチドロン酸二ナトリウム

ダイドロネル 錠

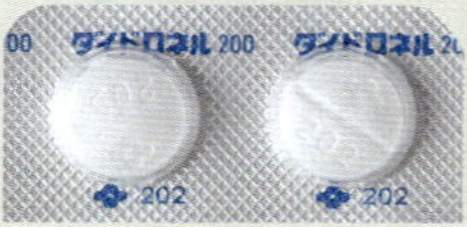

■ 選択的エストロゲン受容体モジュレーター（SERM）

■ ラロキシフェン塩酸塩
■ バゼドキシフェン酢酸塩

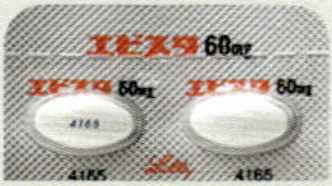

エビスタ 錠

ビビアント 錠

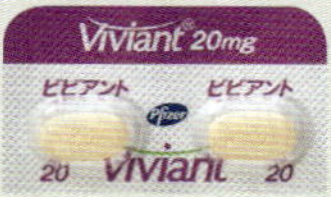

■ 副甲状腺ホルモン製剤

■ テリパラチド
■ テリパラチド酢酸塩

フォルテオ 皮下注

テリボン 皮下注

泌尿・生殖器用薬

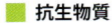

■ 抗生物質

□ クロラムフェニコール

クロマイ　腟錠　　　　　　後発品 ハイセチン

■ 抗真菌薬

□ クロトリマゾール　　　　□ ミコナゾール硝酸塩

エンペシド　腟錠　　　　　フロリード　腟坐薬
後発品 エルシド

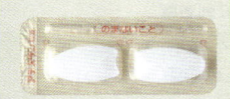

□ イソコナゾール硝酸塩　　□ オキシコナゾール硝酸塩

アデスタン　腟錠/クリーム　オキナゾール　腟錠

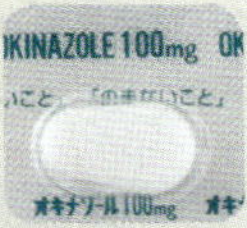

後発品 イソコナゾール硝酸塩　後発品 オキシコナゾール硝酸塩

■ 神経因性膀胱治療薬－抗コリン薬

□ オキシブチニン塩酸塩

ポラキス　錠　　　　　　　後発品 オキシブチニン塩酸塩

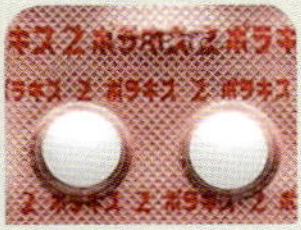

主な薬剤

骨粗鬆症・骨代謝改善薬／泌尿・生殖器用薬

83

■ プロピベリン塩酸塩

バップフォー 錠 / 細粒	後発品 塩酸プロピベリン、バップベリン、プロピベリン塩酸塩、ミクトノーム、ユリロシン

■ 膀胱平滑筋弛緩および中枢性排尿抑制薬

■ フラボキサート塩酸塩

ブラダロン 錠 / 顆粒	後発品 フラボキサート塩酸塩

■ 腹圧性尿失禁治療薬－β刺激薬

■ クレンブテロール塩酸塩

スピロペント 錠 / 顆粒	後発品 トニール

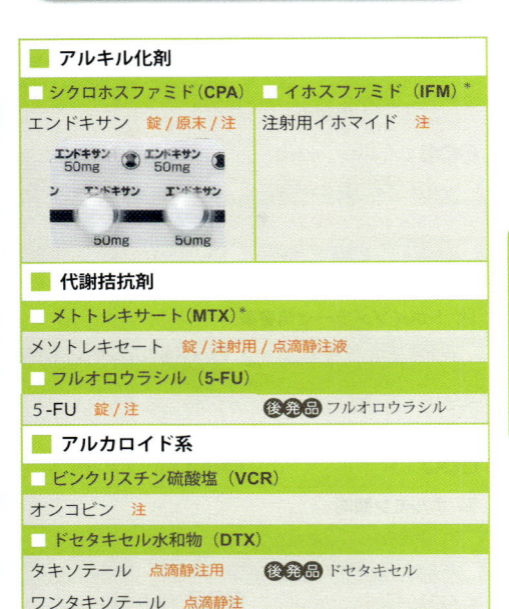

▶ 抗癌剤と関連製剤

■ アルキル化剤

□ シクロホスファミド（**CPA**）　□ イホスファミド（**IFM**）*

エンドキサン　錠/原末/注　　注射用イホマイド　注

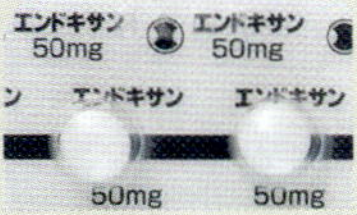

■ 代謝拮抗剤

□ メトトレキサート（**MTX**）*

メソトレキセート　錠/注射用/点滴静注液

□ フルオロウラシル（**5-FU**）

5-FU　錠/注　　(後発品)フルオロウラシル

■ アルカロイド系

□ ビンクリスチン硫酸塩（**VCR**）

オンコビン　注

□ ドセタキセル水和物（**DTX**）

タキソテール　点滴静注用　(後発品)ドセタキセル
ワンタキソテール　点滴静注

□ パクリタキセル（**PTX**）

タキソール　注　(後発品)パクリタキセル

＊リウマトレックス、メトレートは関節リウマチ患者に用いられ、製剤および用法が異なる。

主な薬剤

泌尿・生殖器用薬／抗癌剤と関連製剤

85

■ 抗生物質抗癌剤

■ ドキソルビシン塩酸塩（アドリアマイシン）（DOX）

アドリアシン 注	後発品 ドキソルビシン塩酸塩
ドキシル 注	

■ エピルビシン塩酸塩（EPI） ■ ピラルビシン塩酸塩（THP）

ファルモルビシン 注/RTU 注	テラルビシン 注 ピノルビン 注
後発品 エピルビシン塩酸塩	

■ マイトマイシン C（MMC） ■ アクチノマイシンD（ACT-D）

マイトマイシン 注用	コスメゲン 静注用

■ ブレオマイシン塩酸塩（BLM） ■ ペプロマイシン硫酸塩（PEP）

ブレオ 注	ペプレオ 注

■ トポイソメラーゼ阻害薬

■ エトポシド（VP-16） ■ イリノテカン塩酸塩水和物（CPT-11）

ベプシド カプセル/注	カンプト 点滴静注
ラステット Sカプセル/注	トポテシン 点滴静注
後発品 エトポシド	後発品 イリノテカン塩酸塩

■ ホルモン製剤

■ リュープロレリン酢酸塩 ⇒ p.73 参照

■ メドロキシプロゲステロン酢酸エステル（MPA）*

ヒスロンH 錠	後発品 プロゲストン

*ホルモン補充療法に用いるヒスロンは、p.74 参照。

■ 白金製剤

■ シスプラチン（CDDP）
ブリプラチン　注
ランダ　注
後発品 シスプラチン

■ カルボプラチン（CBDCA）
パラプラチン　注射液
後発品 カルボプラチン

■ ネダプラチン
アクプラ　静注用

■ ミリプラチン水和物
ミリプラ　動注用/懸濁用液

■ 分子標的治療薬（遺伝子組換え）

■ トラスツズマブ
ハーセプチン　注

■ ベバシズマブ
アバスチン　点滴静注用

■ 外用抗癌剤

■ フルオロウラシル
5-FU軟膏　軟膏

〔好中球減少症治療薬〕

■ G-CSF製剤（遺伝子組換え）

■ レノグラスチム
ノイトロジン　注

■ フィルグラスチム
グラン　注/シリンジ

■ ナルトグラスチム
ノイアップ　注

主な薬剤

抗癌剤と関連製剤

87

▶ 解熱・鎮痛・抗炎症薬

■ 非麻薬性鎮痛薬（オピオイド）

■ ペンタゾシン

ソセゴン 注 　　　　　後 発品 ペンタゾシン、トスパリール

■ 塩酸ペンタゾシン

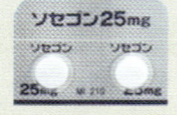

ソセゴン 錠 　　　　　後 発品 ペルタゾン

■ ブプレノルフィン塩酸塩

レペタン 注 　　　　　後 発品 ブプレノルフィン

■ 非ピリン系解熱鎮痛薬

■ アセトアミノフェン（パラセタモール）

カロナール
細粒 / 錠 / シロップ / 原末　　　後 発品 アセトアミノフェン、コカール、ピレチノール

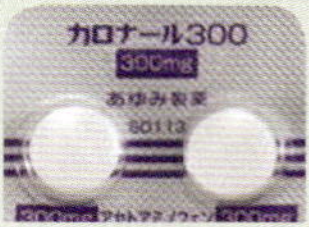

〔合剤〕

PL配合顆粒 顆粒 / 幼児用 PL 顆粒	後発品 ピーエイ、サラザック、トーワチーム、マリキナ

消炎・鎮痛坐薬

ジクロフェナクナトリウム

ボルタレン 坐薬 レクトス 注腸軟膏	後発品 アデフロニック、ジクロフェナクNa、ジクロフェナクナトリウム、ベギータ、ボンフェナック

インドメタシン

インドメタシン 坐薬 インテバン 坐薬	後発品 ミカメタン

ブプレノルフィン塩酸塩

レペタン 坐薬	

小児用解熱坐薬*

アセトアミノフェン

アンヒバ 坐薬 アルピニー 坐薬	後発品 アセトアミノフェン、カロナール、パラセタ

＊妊婦では、NSAIDs は禁忌のため、小児用が用いられる。

▶ 麻薬

■ アヘンアルカロイド系

■ モルヒネ塩酸塩水和物

モルヒネ塩酸塩	錠/末	オプソ	液
アンペック	注	後発品 モルヒネ塩酸塩	
プレペノン1%注	シリンジ		
アンペック	坐薬		

■ モルヒネ硫酸塩水和物

MSコンチン　徐放錠　　　後発品 モルペス

カディアン　カプセル（徐放）

■ オキシコドン塩酸塩水和物

オキシコンチン　錠（徐放）　後発品 オキシコドン、オキノーム

■ 非アルカロイド系

■ ペチジン塩酸塩

ペチジン塩酸　注

■ フェンタニルクエン酸塩

フェンタニル　注

■ フェンタニル

デュロテップMT　パッチ

ワンデュロパッチ　パッチ

■ ケタミン塩酸塩

ケタラール　静注用/筋注用

睡眠薬

■ ゾルピデム酒石酸塩

マイスリー 錠

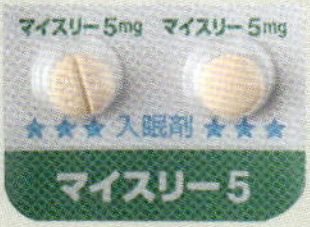

(後発品) ゾルピデム酒石酸塩

■ ジアゼパム

セルシン
錠/散/シロップ/注

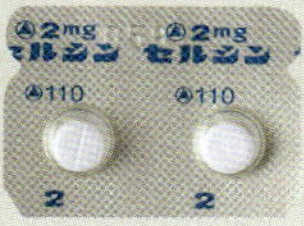

(後発品) ジアゼパム、ジアパックス、ホリゾン

主な薬剤

麻薬／睡眠薬

91

強心薬

■ ドパミン塩酸塩

イノバン	点滴静注 / シリンジ	後発品 塩酸ドパミン、カタボン、ツルドパミ、ドパミン、ドパミン塩酸塩
カコージン	注 / D注	
ドミニン	点滴静注	

■ アドレナリン

ボスミン	外用液 / 注
アドレナリン注	シリンジ

■ ノルアドレナリン

ノルアドリナリン	注

■ エチレフリン塩酸塩

エホチール　錠 / 注

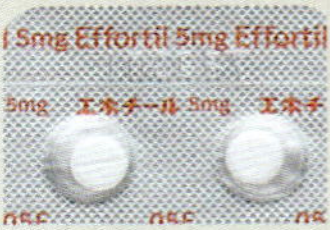

■ エフェドリン塩酸塩

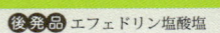

エフェドリン　錠 / 注　　後発品 エフェドリン塩酸塩

▶ 降圧薬

〔Ca拮抗薬〕

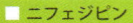

■ ニフェジピン

アダラート
カプセル / L錠 / CR錠

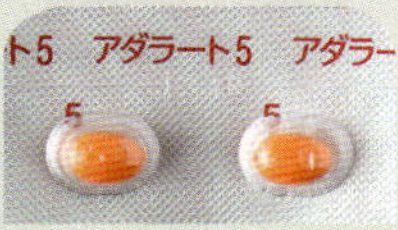

後発品 アタナール、カサンミル、セパミット、ニフェランタンCR、ヘルラート

■ ニカルジピン塩酸塩

ペルジピン
錠 / 散 / LAカプセル / 注

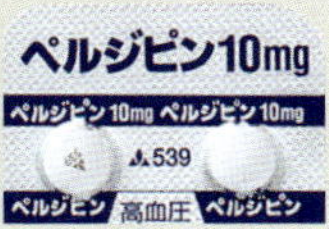

後発品 ニカルジピン塩酸塩

〔血管拡張薬〕

■ ヒドララジン塩酸塩

アプレゾリン　錠 / 散 / 注

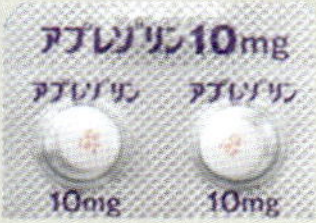

主な薬剤

強心薬／降圧薬

93

利尿薬

ループ利尿薬

フロセミド

オイテンシン
カプセル（徐放）

ラシックス　錠 / 細粒 / 注

後発品 フロセミド

Memo

糖尿病治療薬

〔インスリン製剤〕

■ 超速効型インスリン（遺伝子組換え）

■ インスリン　リスプロ

| ヒューマログ　注/カートリッジ/キット：ミリオペン■ | アピドラ　注/カートリッジ/キット：ソロスター■■ |

■ インスリン　グルリジン

■ インスリン　アスパルト

ノボラピッド　注/キット：ペンフィル・イノレット・フレックスペン・フレックスタッチ■

■ 速効型インスリン

■ 中性インスリン注射液　　■ インスリン注射液

| ノボリンR　注/キット：フレックスペン■ | ヒューマリンR　注/カートリッジ/キット：ミリオペン■ |

■ 中間型インスリン

■ イソフェンインスリン水性懸濁注射液

ノボリンN　キット：フレックスペン■
ヒューマリンN　注/カートリッジ/キット：ミリオペン■

■ 持効型溶解インスリンアナログ製剤

■ インスリン　グラルギン（遺伝子組換え）

ランタス　カートリッジ/キット：ソロスター■
ランタスXR　注/キット：ソロスター■

(後発品) インスリングラルギンBS

■ インスリン　デグルテク

トレシーバ　カートリッジ：ペンフィル/キット：フレックスタッチ■

主な薬剤

利尿薬／糖尿病治療薬

95

- ■ インスリン　デテミル（遺伝子組換え）

レベミル　カートリッジ：ペンフィル / キット：イノレット・フレックスペン■

■ 混合型インスリン

- ■ 生合成ヒト二相性イソフェンインスリン水性懸濁注射液

イノレット 30R　キット■
ノボリン 30R　キット：フレックスペン■
ヒューマリン 3/7　注 / カートリッジ / キット：ミリオペン■

- ■ 二相性プロタミン結晶性インスリンアナログ水性懸濁注射液〔インスリン　アスパルト（遺伝子組換え）〕

ノボラピッド 30、50、70 ミックス
　カートリッジ：ペンフィル（30 ミックスのみ）/ キット：フレックスペン 30 50 70

- ■ インスリン　リスプロ（遺伝子組換え）

ヒューマログミックス 25・50　カートリッジ / キット：ミリオペン 25 50

*妊婦には経口血糖降下薬は用いない。

▶ アレルギー治療薬

〔抗ヒスタミン薬〕

■ エタノールアミン系

■ ジフェンヒドラミン塩酸塩

レスタミン　錠　　後発品 ジフェンヒドラミン塩酸塩

〔抗アレルギー薬〕

■ メディエーター遊離抑制薬

■ クロモグリク酸ナトリウム

インタール 吸入液（喘息用）/エアロゾルA	後発品 クロモグリク酸Na、ステリ・ネブ クロモリン、リノジェット
インタール内服用　細粒	後発品 クロモグリク酸Na

■ ヒスタミン H_1 拮抗薬（第2世代抗ヒスタミン薬）

■ ケトチフェンフマル酸塩

ザジテン カプセル/シロップ/ドライシロップ	後発品 ケトチフェン、マゴチフェン

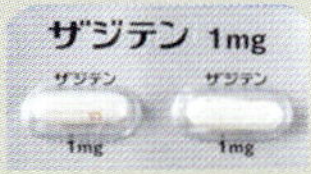

■ フェキソフェナジン塩酸塩

アレグラ 錠/OD錠/ドライシロップ	後発品 フェキソフェナジン塩酸塩

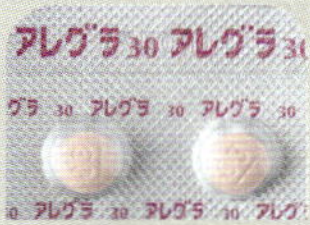

■ セチリジン塩酸塩

ジルテック 錠/ドライシロップ	後発品 セチリジン塩酸塩

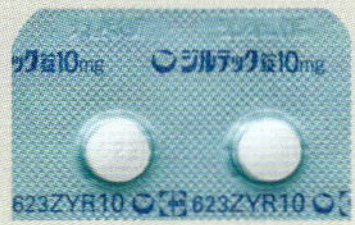

主な薬剤

糖尿病治療薬/アレルギー治療薬

気管支拡張薬・喘息治療薬

■ $β_2$-アドレナリン受容体刺激薬－第一世代
- アドレナリン　⇒ p.92 参照
- エフェドリン塩酸塩　⇒ p.92 参照

■ $β_2$-アドレナリン受容体刺激薬－第二世代
■ サルブタモール硫酸塩

ベネトリン　錠/シロップ/吸入液　　サルタノールインヘラー
　　　　　　　　　　　　　　　　　エアゾール

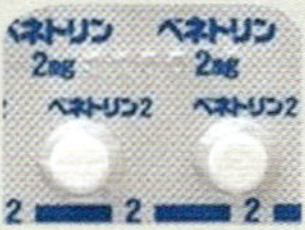

後発品 サルブタモール

■ $β_2$-アドレナリン受容体刺激薬－第三世代
■ ツロブテロール

ホクナリン　テープ　　　**後発品** ツロブテロール

■ プロカテロール塩酸塩

メプチン　錠/ミニ錠/顆粒/シロップ/ドライシロップ/吸入液/吸入液ユニット/キッドエアー 5μg/エアー 10μg/スイングヘラー

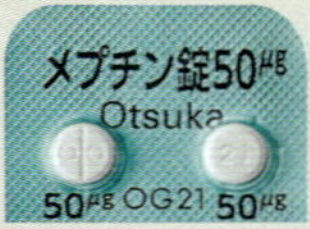

後発品 エステルチン、エプカロール、プロカテロール塩酸塩、マーヨン

■ 吸引用ステロイド薬－ステロイド単剤

■ フルチカゾンプロピオン酸エステル

フルタイドロタディスク　ブリスター（50・100・200 μg）

フルタイドディスカス　ブリスター（50・100・200 μg）

フルタイドエアゾール　エアゾール（50・100 μg）

■ ブデソニド

パルミコート　タービュヘイラー（100・200 μg）/ 吸入液

■ キサンチン誘導体

■ テオフィリン

スローピッド
カプセル（徐放）/ 顆粒（徐放）

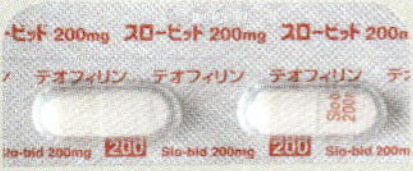

テオロング
錠（徐放）/ 顆粒（徐放）

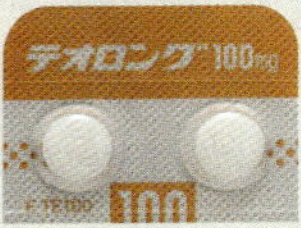

テオドール
錠（徐放）/ 顆粒（徐放）/
ドライシロップ / シロップ

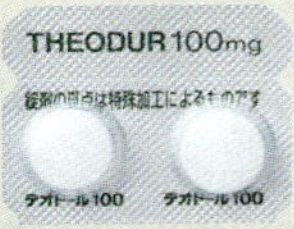

ユニフィル　LA錠（徐放）

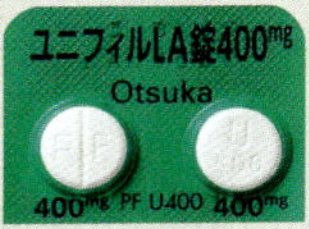

後 発品 チルミン、テオフィリン、テオフィリン徐放・徐放U、テルバンス、ユニコン

■ アミノフィリン水和物

キョーフィリン　静注

ネオフィリン　錠 / 末 / 注 / PL注 / 点滴用バッグ

後 発品 アミノフィリン、テオカルチン

主な薬剤

気管支拡張薬・喘息治療薬

鎮咳薬

■ 中枢性麻薬性鎮咳薬

■ ジヒドロコデインリン酸塩

ジヒドロコデインリン酸塩　散/末　　後発品 リン酸ジヒドロコデイン

■ 中枢性非麻薬性鎮咳薬

■ デキストロメトルファン臭化水素酸塩水和物

メジコン　錠/散　　後発品 アストマリ、シーサール、デキストロメトルファン臭化水素酸塩

Memo

去痰薬

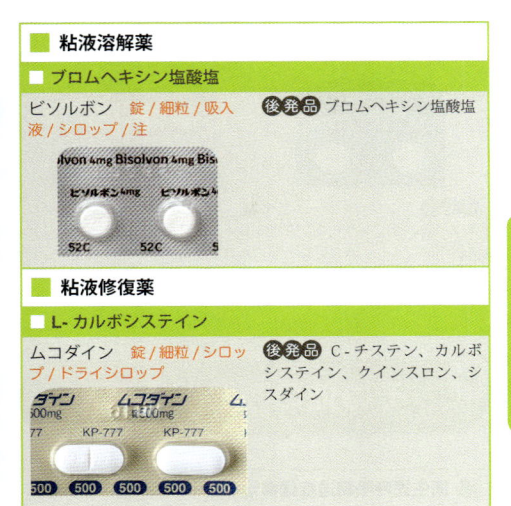

■ 粘液溶解薬

■ ブロムヘキシン塩酸塩

ビソルボン　錠 / 細粒 / 吸入液 / シロップ / 注

後発品 ブロムヘキシン塩酸塩

■ 粘液修復薬

■ L-カルボシステイン

ムコダイン　錠 / 細粒 / シロップ / ドライシロップ

後発品 C-チステン、カルボシステイン、クインスロン、シスダイン

主な薬剤

鎮咳薬 / 去痰薬

■ 粘液潤滑薬（肺サーファクタント産生促進薬）

□ アンブロキソール塩酸塩

ムコソルバン　L錠/錠/ドライシロップ/内用液/小児用シロップ/小児用ドライシロップ

ムコサール　錠/ドライシロップ/Lカプセル

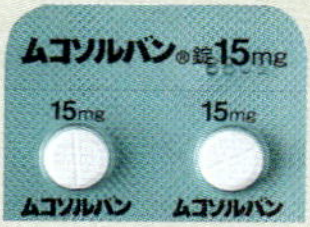

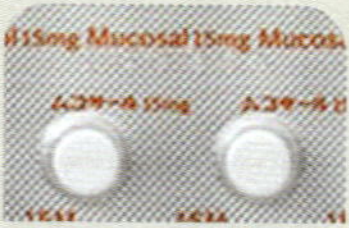

後発品 アンブロキソール塩酸塩、アンキソール、塩酸アンブロキソール、グリンクール、ダイオリール、ノンタス、プルスマリンA、ポノフェン、ムコソレート、ムコプリン

▶ その他の呼吸器用薬

■ 新生児呼吸窮迫症候群治療薬

□ 肺サーファクタント

サーファクテン　気管注入用

▶ 健胃薬

■ 総合健胃薬
■ 〔合剤〕
S・M散　散（1.3g／包）
つくしA・M散　散（1.3g／包）

▶ 下剤

■ 塩類下剤
■ 酸化マグネシウム（略称：カマ，カマグ）
酸化マグネシウム　　　後発品 重カマ、マグミット
細粒／錠／末
重質酸化マグネシウム　末

止痢・整腸薬

■ 止痢薬

■ 次硝酸ビスマス
次硝酸ビスマス　末

■ タンニン酸アルブミン
タンナルビン　末
タンニン酸アルブミン　末

■ 炎症性腸疾患治療薬

■ サラゾスルファピリジン（スルファサラジン）
サラゾピリン　錠/坐薬　　後発品 サラゾスルファピリジン

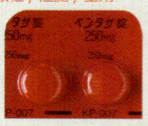

■ メサラジン
ペンタサ　　後発品 メサラジン・注腸
錠/顆粒/注腸/坐剤

■ インフリキシマブ（遺伝子組換え）
レミケード　点滴静注用　　後発品 インフリキシマブBS

■ 整腸薬

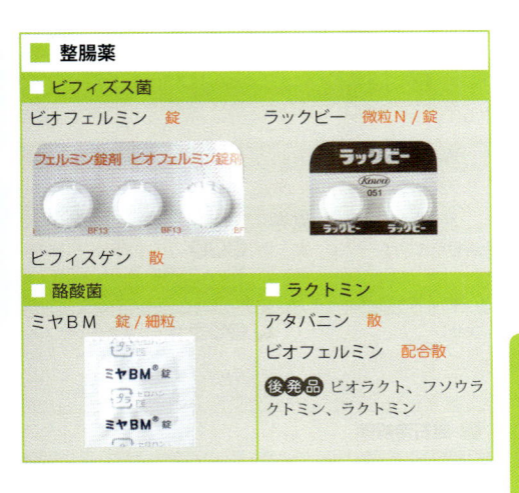

□ ビフィズス菌

ビオフェルミン 錠　　　ラックビー 微粒N/錠

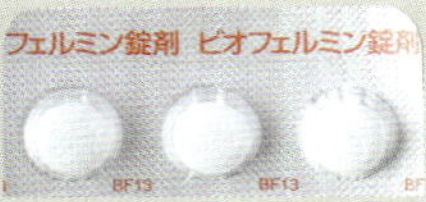

ビフィスゲン 散

□ 酪酸菌　　　　　　　□ ラクトミン

ミヤBM 錠/細粒　　　アタパニン 散

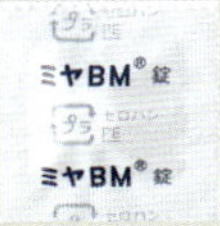

ビオフェルミン 配合散

後発品 ビオラクト、フソウラクトミン、ラクトミン

主な薬剤

止痢・整腸薬

Memo

▶ 蛋白分解酵素阻害薬

■ ウリナスタチン

ミラクリッド　注射用 / 注射液

■ ガベキサートメシル酸塩

注射用エフオーワイ　注　　**後発品** ガベキサートメシル酸塩、メクロセート、レミナロン

■ ナファモスタットメシル酸塩

フサン　注　　**後発品** コアヒビター、ナファタット、ナファモスタットメシル酸塩、ブイペル、ロナスタット

■ 胆石溶解薬

■ ウルソデオキシコール酸

ウルソ　錠 / 顆粒　　**後発品** ウルソデオキシコール酸

造血剤

〔鉄剤〕

■ 経口用鉄剤

■ 硫酸鉄

フェロ・グラデュメット　錠　　テツクール　徐放錠

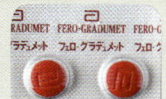

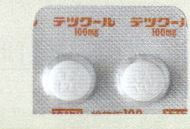

■ フマル酸第一鉄

フェルム　徐放カプセル

■ クエン酸第一鉄ナトリウム

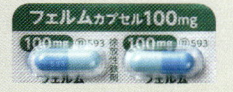

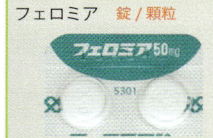

フェロミア　錠／顆粒

後発品　クエン酸第一鉄Na、クエン酸第一鉄ナトリウム、フェネルミン、フェロステック

■ 溶性ピロリン酸第二鉄

インクレミン　シロップ

主な薬剤

蛋白分解酵素阻害薬／造血剤

■ 注射用鉄剤

■ 含糖酸化鉄

フェジン 静注

■ エリスロポエチン製剤

■ エポエチン アルファ（遺伝子組換え）

エスポー 注/シリンジ　　**後発品** エポエチンアルファBS

エスポー皮下用 シリンジ

〔止血剤〕

■ 抗プラスミン剤

■ トラネキサム酸

トランサミン 錠/カプセル/散/シロップ/注　　**後発品** トラネキサム酸、ヘキサトロン、ラノビス、リカバリン

■ 外用止血剤

■ アルギン酸ナトリウム

アルト 原末

■ ゼラチン

スポンゼル スポンジ　　ゼルフォーム スポンジ

ゼルフィルム フィルム

抗血栓剤

■ 血小板凝集抑制剤

■ アスピリン

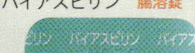

| バイアスピリン 腸溶錠 | 後発品 アスピリン、ゼンアスピリン |

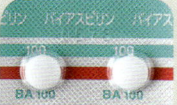

■ 合剤

| バファリン配合錠 A81 錠 | 後発品 アスファネート、ニトギス、バッサミン、ファモター |

■ ヘパリン製剤

■ ヘパリンカルシウム

| ヘパリン Ca | 注/皮下注用 |
| ヘパリンカルシウム | 注/皮下注シリンジ |

■ ヘパリンナトリウム

ヘパリンナトリウム 注/N注	後発品 ヘパリン Na 注
ヘパリン Na ロック	シリンジ注
ヘパフラッシュ	シリンジ注

■ 抗ヘパリン製剤

■ プロタミン硫酸塩

| プロタミン硫酸塩 | 静注用 |

主な薬剤

造血剤/抗血栓薬

■ 低分子ヘパリン

■ ダルテパリンナトリウム

フラグミン 静注用	後発品 ダルテパリンNa、リザルミン

■ エノキサパリンナトリウム

クレキサン 皮下注キット	

■ 経口抗凝固剤

■ ワルファリンカリウム

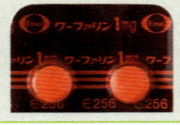

ワーファリン 錠/顆粒	後発品 ワルファリンK

■ 血液凝固阻止剤

■ 乾燥濃縮人アンチトロンビンIII

アンスロビンP 注射用
ノイアート 静注用
献血ノンスロン 注射用

輸液・栄養製剤

■ 糖質輸液製剤
■ マルトース
- マドロス 注
- マルトス 注

■ アミノ酸製剤
- アミノフリード 注 (末梢静脈) 　後発品 ツインパル

■ 血漿代用剤
■ デキストラン製剤
- 低分子デキストラン糖 注　低分子デキストランL 注
■ ヒドロキシエチルデン
- サリンヘス 輸液　ヘスパンダー 輸液

■ マンニトール製剤
■ D-マンニトール
- マンニットール 注　マンニット T15 注

■ アシドーシス治療薬
■ 炭酸水素ナトリウム
- 炭酸水素ナトリウム 末/注　後発品 タンソニン、プレビネート
- 炭酸水素Na静注 注/PL注
- メイロン 注/8.4注
- 重曹 末/注

主な薬剤

抗血栓剤／輸液・栄養製剤

111

電解質製剤

〔電解質製剤〕

■ ブドウ糖加乳酸リンゲル液

ソルラクトD　輸液	ラクテックD　輸液
ハルトマンD　注	

■ 乳酸リンゲル液

ソルラクト　輸液	ラクテック　注
ハルトマン液	ラクトリンゲル液　注
輸液/pH 8注	後発品 ニソリ

■ ブドウ糖非リンゲル液

■ マルトース加乳酸リンゲル液

ポタコールR　注	ラクトリンゲルM　注
ソルラクトTMR　輸液	後発品 ニソリM

■ 酢酸リンゲル液　■ 重炭酸リンゲル液

ヴィーンF注　輸液	ビカーボン　輸液
後発品 ソルアセトF、ソリューゲンF、リナセートF	ビカネイト　輸液

■ 維持液

<ブドウ糖2.7%>	<ブドウ糖4.3%>
KN3号　輸液	ソリタ-T3号　輸液
ソルデム3　輸液	ソルデム3A　輸液
フルクトラクト　輸液	ハルトマン-G3号　輸液
	後発品 ユエキンキープ、ヒシナルク、YDソリタ-T3

<ブドウ糖 5%>	<ブドウ糖 10%>
EL-3号 輸液	KNMG 3号 輸液
リプラス3号 輸液	フィジオゾール・3号 輸液
<ブドウ糖 7.5%>	フィジオ35 輸液
ソリタ-T 3号G 輸液	後発品 グルアセト35
ソルデム3AG 輸液	10% EL-3号 輸液
<ブドウ糖 12.5%>	ソルデム3PG 輸液
ソリタックス-H 輸液	

■ 複合糖加電解質維持液

トリフリード 注

〔カリウム補給剤〕

■ 塩化カリウム

スローケー 徐放錠　　　　K.C.L. エリキシル/点滴液

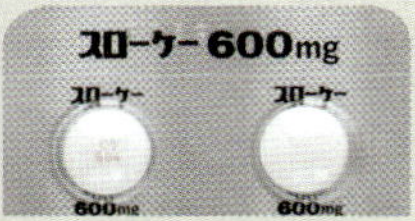

後発品 塩化カリウム、ケーサプライ

■ L-アスパラギン酸カリウム

アスパラカリウム 錠/散/注　アスパラギン酸カリウム キット

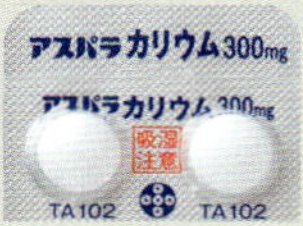

後発品 アスケート、L-アスパラギン酸K、L-アスパラギン酸カリウム

主な薬剤

電解質製剤

113

ビタミン製剤

■ ビタミン B_{12} 製剤

■ メコバラミン

メチコバール　錠/細粒/注射液

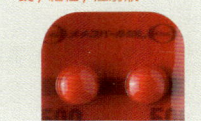

後発品 イセコバミン、ノイメチコール、ビーコバM、メコラミン、メチコバイド、メコバラミン、レチコラン

■ 複合ビタミン剤（合剤）

ビタメジン　散/カプセル/静注用

後発品 アリチア、シグマビタン、ダイメジンスリービー

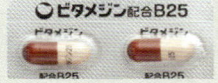

■ その他

■ 葉酸

フォリアミン　錠/散/注射液

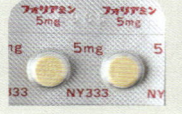

麻酔薬

■ 全身麻酔薬

■ プロポフォール

1％ディプリバン　注射液 / キット　　後発品 プロポフォール

■ チオペンタールナトリウム

ラボナール　注射用

■ ドロペリドール

ドロレプタン　注射液

■ セボフルラン

セボフレン　吸入麻酔液　　後発品 セボフルラン

■ 局所麻酔薬

■ リドカイン塩酸塩

キシロカイン〈注射液〉　注 / ポリアンプ　　後発品 リドカイン、リドカイン塩酸塩

キシロカイン〈ゼリー〉　ゼリー　　後発品 アネトカイン、リドカイン塩酸塩

■ リドカイン塩酸塩・アドレナリン

キシロカイン注射液エピレナミン含有　注(アドレナリン含有)

■ プロカイン塩酸塩（略称：塩プロ）

塩酸プロカイン　注射液　　ロカイン　注

プロカニン　注射用　　後発品 プロカイン塩酸塩

■ ブピバカイン塩酸塩水和物

マーカイン　注 / 注脊麻用

主な薬剤

ビタミン製剤／麻酔薬

■ メピバカイン塩酸塩

カルボカイン アンプル / バイアル	後発品 塩酸メピバカイン注 PB

塩酸メピバカイン注
シリンジ

■ パラブチルアミノ安息香酸ジエチルアミノエチル塩酸塩

テーカイン　原末

抗菌薬

〔βラクタム抗生物質〕

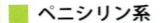

■ ペニシリン系

■ ベンジルペニシリンカリウム（PCG）
ペニシリンGカリウム　注射用

■ アンピシリン水和物（ABPC）
ビクシリン　カプセル / ドライシロップ / 注

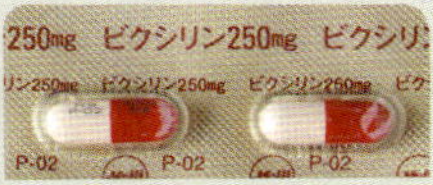

■ アモキシシリン水和物（AMPC）
アモリン　カプセル / 細粒
サワシリン
　錠 / カプセル / 細粒

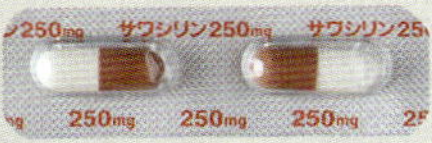

パセトシン
　錠 / カプセル / 細粒

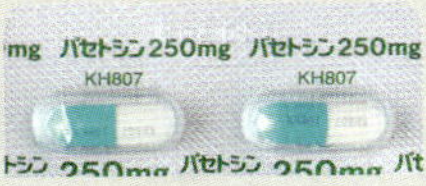

後発品 アモキシシリン、ワイドシリン

■ ピペラシリンナトリウム（PIPC）
ペントシリン　注射用 / バッグ　　後発品 ピペラシリンNa、ピペラシリンナトリウム

主な薬剤

麻酔薬／抗菌薬

■ スルタミシリントシル酸塩水和物（SBTPC）

ユナシン 錠/細粒（小児用）	

■ アンピシリンナトリウム・スルバクタナトリウム（2:1）（ABPC/SBT）

ユナシン-S　静注用/キット	**後発品** スルバクシン、スルバシリン、ピシリバクタ、ビスルシン、ユーシオン-S、ユナスピン

■ セフェム系（第一世代）

■ セファゾリンナトリウム（CEZ）

セファメジンα 注射用/筋注用/キット	**後発品** セファゾリンNa、セファゾリンナトリウム、トキオ

■ セフェム系（第二世代）

■ セフォチアム塩酸塩（CTM）

パンスポリン　静注用/筋注用/バッグS・G	**後発品** セフォチアム、セファピコール

■ セフメタゾールナトリウム（CMZ）

セフメタゾン　筋注用/静注用/点滴静注用キット	**後発品** セフメタゾールNa、セフメタゾールナトリウム

セフェム系（第三世代）

スルバクタムナトリウム・セフォペラゾンナトリウム（SBT/CPZ）

スルペラゾン
静注用 / キット
　後 発 品 スルタムジン、セフォセフ、セフォン、セフロニック、バクフォーゼ、ワイスタール

セフトリアキソンナトリウム水和物（CTRX）

ロセフィン
静注用 / 点滴静注用キット
　後 発 品 セフトリアキソンNa、セフトリアキソンナトリウム、セフキソン、リアソフィン

セフタジジム水和物（CAZ）

モダシン　静注用
　後 発 品 セフタジジム、モダケミン、モベンゾジン

セフォゾプラン塩酸塩（CZOP）

ファーストシン　静注用 / バッグS・G

セフェピム塩酸塩水和物（CFPM）

マキシピーム　注射用　後 発 品 セフェピム塩酸塩

セフテラムピボキシル（CFTM-PI）

トミロン　錠 / 細粒（小児用）　後 発 品 セフテラムピボキシル

主な薬剤

抗菌薬

■ セフジニル（CFDN）

セフゾン カプセル / 細粒（小児用）　　**後発品** セフジニル、セフニール

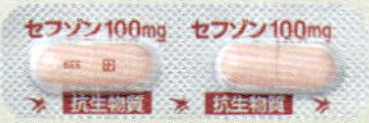

■ セフジトレンピボキシル（CDTR-PI）

メイアクト MS錠 / MS小児用細粒

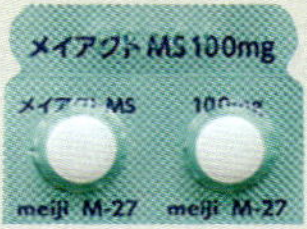

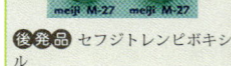

後発品 セフジトレンピボキシル

■ セフカペンピボキシル塩酸塩水和物（CFPN-PI）

フロモックス 錠 / 小児用細粒

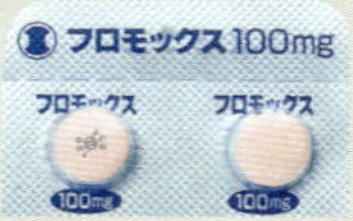

後発品 セフカペンピボキシル塩酸塩

■ オキサセフェム系

■ フロモキセフナトリウム（FMOX）

フルマリン 静注用 / キット

■ カルバペネム系

■ メロペネム水和物（MEPM）

メロペン 点滴用バイアル / キット　　**後発品** メロペネム点滴静注用

■ イミペネム・シラスタチンナトリウム（IPM/CS）

チエナム 筋注用 / 点滴 / 静注用 / キット　　**後発品** イミペネム・シラスタチン、イミスタン、インダスト、チェクール、チエペネム

■ パニペネム・ベタミプロン（**PAPM/BP**）

カルベニン　点滴用

〔アミノグリコシド（アミノ配糖体）系〕

■ ゲンタマイシン硫酸塩（**GM**）

ゲンタシン　注射液　　　後発品 ゲンタマイシン硫酸塩

■ アミカシン硫酸塩（**AMK**）

アミカシン硫酸塩　　　　後発品 アミカマイシン
注射液／注射用

〔ホスホマイシン系〕

■ ホスホマイシンナトリウム（**FOM**）

ホスミシンS　静注用/点滴　後発品 ホスホマイシン Na、
静注用バッグ　　　　　　ホスホマイシンナトリウム、フ
　　　　　　　　　　　　ラゼミシン、ホスカリーゼ

〔その他の殺菌性抗生物質〕

■ バンコマイシン塩酸塩（**VCM**）

塩酸バンコマイシン　　　後発品 バンコマイシン塩酸塩、
　点滴静注用／散　　　　バンマイシン

■ テイコプラニン（**TEIC**）

タゴシッド　注射用　　　後発品 テイコプラニン

主な薬剤

抗菌薬

〔マクロライド系〕

■ エリスロマイシン（**EM**）

エリスロマイシン　錠

■ エリスロマイシンエチル　■ エリスロマイシンラクト
　コハク酸エステル（**EM**）　　ビオン酸塩（**EM**）

エリスロシン　W顆粒／ドラ　エリスロシン点滴静注用　注
イシロップ／ドライシロップW

■ ロキシスロマイシン（**RXM**）

ルリッド　錠　　　　　　　　**後発品** ロキシスロマイシン、
　　　　　　　　　　　　　　ロキシマイン

■ クラリスロマイシン（**CAM**）

クラリシッド　　　　　　　　クラリス
　錠／ドライシロップ小児用　　　錠／ドライシロップ小児用

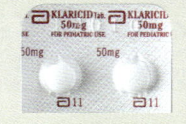

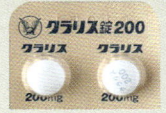

■ アジスロマイシン水和物（**AZM**）

ジスロマック
　錠／カプセル小児用／細粒小
　児用／SR成人用ドライシロッ
　プ／点滴静注用

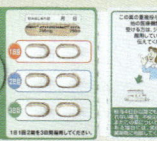

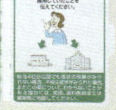

後発品 アジスロマイシン

■ スピラマイシン酢酸エステル（**SPM**）

アセチルスピラマイシン　錠

〔リンコマイシン系〕

■ **クリンダマイシン塩酸塩（CLDM）**

ダラシン　カプセル　　　　　後発品 クリンダマイシン塩酸塩、リズピオン

■ **クリンダマイシンリン酸エステル（CLDM）**

ダラシンS　注射液　　　　　後発品 クリダマシン、クリンダマイシンリン酸エステル

〔キノロン系〕

■ **ニューキノロン薬**

■ **レボフロキサシン水和物（LVFX）**

クラビット　　　　　　　　　後発品 レボフロキサシン
錠 / 細粒 / 点滴静注用

■ **トスフロキサシントシル酸塩水和物（TFLX）**

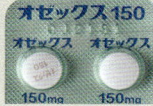

オゼックス　錠 / 細粒小児用　後発品 トスキサシン、トスフロキサシントシル酸塩

主な薬剤

抗菌薬

抗真菌薬

■ ポリエン系抗生物質

■ アムホテリシンB（AMPH）

ファンギゾン　シロップ/静注用　後発品 ハリゾン

■ トリアゾール系

■ フルコナゾール（FLCZ）

ジフルカン　　　　　　　　　後発品 フルコナゾール
カプセル/ドライシロップ/静注液

Memo

略 語

略 語

AA	人工流産 artifical abortion	
AC	腹囲 abdominal circumference	
ACTH	副腎皮質刺激ホルモン adrenocorticotrop(h)ic hormone	
AFD (AGA)	在胎週数に比して適当な大きさの児 appropriate for date (infant)	
AFI	羊水量指数 amniotic fluid index	
AFLP	急性妊娠脂肪肝 acute fatty liver of pregnancy	
AFP	α-フェトプロテイン α-fetoprotein	
AID	非配偶者間人工授精 artificial insemination with donor's semen	
AIDS	後天性免疫不全症候群、エイズ acquired immunodeficiency sydrome	
AIH	配偶者間人工授精 artificial insemination with husband's semen	
AIS	上皮内腺癌 adenocarcinoma *in situ*	
AP	羊水ポケット amniotic fluid pocket	

略語	日本語	英語
APS	抗リン脂質抗体症候群	antiphospholipid antibody syndrome
ART	生殖補助医療	assisted reproductive technology
ASD	心房中隔欠損	atrial septal defect
AT III	アンチトロンビンIII	antithrombin III
ATH (TAH)	腹式単純子宮全摘出（術）	total abdominal simple hysterectomy
ATL	成人T細胞白血病	adult T cell leukemia
BBT	基礎体温	basal body temperature
BMI	体格指数	body mass index
BP	血圧	brood pressure
BPD	（児頭）大横径	biparietal diameter
bmp	心拍数	beats per minute
BPS	バイオフィジカルプロファイルスコア	biophysical profile scoring
BSO	両側卵管－卵巣摘出術	bilateral salpingo-oophorectomy
BV	細菌性腟症	bacterial vaginosis

CAM	絨毛膜羊膜炎	
	chorioamnionitis	
CCAM	先天性囊胞性腺様奇形	
	congenital cystic adenomatoid malformation	
CDH	先天性横隔膜ヘルニア	
	congenital diaphragmatic hernia	
CHD	先天性心疾患	
	congenital heart disease	
CIN	子宮頸部上皮内腫瘍	
	cervical intraepithelial neoplasia	
CIS	上皮内癌	
	carcinoma *in situ*	
CM	(子宮)頸管粘液	
	cervical mucus	
CMV	サイトメガロウイルス	
	cytomegalovirus	
CP	脳性麻痺	
	cerebral palsy	
CPAP	持続(的)気道陽圧	
	continuous positive airway pressure	
CPD	児頭骨盤不均衡	
	cephalopelvic disproportion	
CR	著効(癌化学療法用語)	
	complete response	
CRH	副腎皮質刺激ホルモン放出ホルモン	
	corticotrop(h)in-releasing hormone	
CRL	頭殿長	
	crown rump length	

CRS	先天(性)風疹症候群	
	congenital rubella syndrome	
CS	帝王切開(術)	
	cesarean section	
CST	コントラクションストレステスト	
	contraction stress test	
CT	コンピュータ断層撮影(法)	
	computed tomography	
CTG	胎児心拍数陣痛図	
	cardiotocogram	
CV(O)	産科(学的)真結合線	
	conjugata vera obstetric (i) a	
CVP	中心静脈圧	
	central venous pressure	
CVS	絨毛採取(法)	
	chorionic villi sampling	
D&C	子宮内容除去術	
	dilatation and curettage	
DD	二絨毛膜二羊膜	
	dichorionic diamniotic	
DIC	播種性血管内凝固(症候群)	
	disseminated intravascular coagulation (syndrome)	
DI(V)P	点滴静脈内腎盂造影(法)	
	drip intravenous pyelography	
DM	糖尿病	
	diabetes mellitus	
DNA	デ(ス)オキシリボ核酸	
	de(s)oxyribonucleic acid	

略語

DPT	三種混合ワクチン（ジフテリア、百日咳、破傷風）	
	diphtheria, pertussis, tetanus	
DSA	デジタル血管造影（法）	
	digital subtraction angiography	
E₂	エストラジオール	
	estradiol	
E₃	（母体尿中）エストリオール	
	estriol	
ECMO	体外膜型人工肺	
	extracorporeal membrane oxygenation	
EDC	分娩予定日	
	expected date of confinement	
EFW	推定胎児体重	
	estimated fetal body weight	
ET	胚移植	
	embryo transfer	
FBM	胎児呼吸様運動	
	fetal breathing movement	
FBS	空腹時血糖	
	fasting blood suger	
FDP	フィブリノーゲン分解（産）物	
	fibrin / fibrinogen degradation products	
FHB	胎児心拍	
	fetal heart beat	
FHR	胎児心拍数	
	fetal heart rate	
FL	大腿骨長	
	femur length	

略語	日本語	英語
FLP	羊歯葉状結晶形成現象	fern-leaf like phenomenon
	胎児鏡下胎盤吻合血管レーザー凝固術	fetoscopic laser photocoagulation
FM	胎動	fetal movement
FSH	卵胞刺激ホルモン	follicle stimulating hormone
FTA (-ABS)	蛍光トレポネーマ抗体吸収試験	fluorescent treponemal antibody absorption test
G	妊娠、妊娠回数、妊娠歴	gravida
GA	在胎週(胎齢)	gestational age
GBS	B群溶連菌	group B streptococcus
G-CSF	顆粒球コロニー刺激因子	granulocyte colony-stimulating factor
GDM	妊娠糖尿病	gestational diabetes (mellitus)
GFR	糸球体濾過率	glomeular filtration rate
GH	成長ホルモン	growth hormone
GID	性同一性障害	gender identity disorder
GnRH (GRH)	ゴナドトロピン放出ホルモン	gonadotrop(h)in releasing hormone

GS	胎嚢	gestational sac
GTT	ブドウ糖負荷試験	glucose tolerance test
GVHD	移植片対宿主疾患	graft-versus host disease
HbF	胎児性血色素	fetal hemoglobin
HBIG	HBs 免疫グロブリン	HBs immunoglobulin
HBV	B 型肝炎ウイルス	hepatitis B virus
hCG	ヒト絨毛性性腺刺激ホルモン	human chorionic gonadotrop (h) in
HCV	C 型肝炎ウイルス	hepatitis C virus
HIV	ヒト免疫不全ウイルス	human immunodeficiency virus
HLA	ヒト白血球抗原	human leukocyte antigen
hMG	ヒト閉経期尿性ゴナドトロピン	human menopausal gonadotrop(h)in
hPL	ヒト胎盤性ラクトーゲ（ジェ）ン	human placental lactogen
HPV	ヒトパピローマ（乳頭腫）ウイルス	human paillomavirus
HPV-B19	ヒトパルボウイルス B19	human parvovirus B19

HRT	ホルモン補充療法	
	hormone replacement therapy	
HSG	子宮卵管造影（法）	
	hysterosalpingography	
HTLV	成人T細胞白血病ウイルス	
	human T cell leukemia virus	
IC	インフォームドコンセント	
	informed consent	
	浸潤癌	
	invasive (infiltrating) carcinoma (cancer)	
ICSI	卵細胞質内精子注入法	
	intracytoplasmic sperm injection	
IDDM	インスリン依存性糖尿病	
	insulin dependent diabetes mellitus	
IDM	糖尿病の母の児	
	infant of the diabetic mother	
IFN	インターフェロン	
	interferon	
IGF	インスリン様成長因子	
	insulin-like growth factor	
IL	インターロイキン	
	interleukin	
INPB (V)	間欠性陰圧呼吸法（換気法）	
	intermittent negative pressure breathing (ventilation)	
INPP (V)	間欠性陽圧呼吸法（換気法）	
	intermittent positive pressure breathing (ventilation)	
IRDS	特発性呼吸窮迫症候群	
	idiopathic respiratory distress syndrome	

略語

ITP	特発性血小板減少性紫斑病	
	idiopathic thrombocytopenic purpura	
IU(C)D	子宮内避妊（器）具	
	intrauterine (contraceptive) device	
IUFD	子宮内胎児死亡	
	intrauterine fetal death	
IUGR	胎児発育不全	
	intrauterine growth restriction	
IVF	体外受精	
	in vitro fertilization	
IVF-ET	体外受精胚移植	
	in vitro fertilization embryo transfer	
IVH	経中心静脈栄養	
	intravenous hyperalimentation	
IVP	静脈性腎盂造影（法）	
	intravenous pyelography	
IVR	インターベンショナルラジオロジー	
	interventional radiology	
LAC	ループス抗凝固因子	
	lupus anticoagulant	
LAM	腹腔鏡補助下筋腫摘出術	
	laparoscopic assisted myomectomy	
LAVH	腹腔鏡補助下腟式子宮摘出術	
	laparoscopic (ally) assisted vaginal (total) hysterectomy	
LBW (I)	低出生体重（児）	
	low birth weight (infant)	
LFD	在胎週数に比べ、出生体重が小さい児のこと	
	light-for-dates	

LH	黄体化ホルモン luteinizing hoemone	
LHRH	黄体化ホルモン放出ホルモン luteinizing hormone-releasing hormone	
LM	腹腔鏡下筋腫摘出術 laparoscopic myomectomy	
LMP	最終月経 last menstrual period	
L/S ratio	レシチン・スフィンゴミエリン比 lecithin sphingomyelin ratio	
LUF	黄体化未破裂卵胞(症候群) luteinized unruptured follicle (syndrome)	
LUNA	腹腔鏡下仙骨子宮靱帯切断術 laparoscopic uterine (uterosacral) nerve ablation	略語
MAS	胎便吸引症候群 meconium aspiration syndrome	
MCA	中大脳動脈 middle cerebral artery	
MD	一絨毛膜二羊膜 monochorionoic diamniotic	
MESA	精巣上体精子回収法 microsurgical epididymal sperm aspiration	
MIC	微小浸潤癌 microinvasive carcinoma	
MOF	多臓器不全(障害) multiple organ failure	
MPA	酢酸メドロオキシプロゲステロン medroxy progesterone acetate	

MRI	(核)磁気共鳴画像(法)	
	magnetic resonance imaging	
mRNA	メッセンジャーRNA	
	messenger ribonucleic acid	
MRSA	メチシリン耐性黄色ブドウ球菌	
	methicillin-resistant *Staphylococcus aureus*	
MTX	メトトレキサート	
	methotrexate	
MVP	羊水最大深度	
	maximum vertical pocket	
NAC	ネオアジュバント化学療法	
	neoadjuvant chemotherapy	
NC	不変(癌化学療法用語)	
	no change	
NCF	コルポスコピー正常所見	
	normal colposcopic findings	
NICU	新生児集中治療室	
	neonatal intensive care unit	
NST	ノンストレステスト	
	non-stress test	
OC	経口避妊薬	
	oral contraceptives	
OCT	オキシトシンチャレンジ試験	
	oxytocin challenge test	
OHSS	卵巣過剰刺激症候群	
	ovarian hyperstimulation syndrome	
PaCO$_2$	動脈血炭酸ガス分圧	
	partial pressure of carbon dioxide in artery	

PAG	胎盤内血管造影(法)	
	pelvic angiography	
PaO₂	動脈血酸素分圧	
	partial pressure of oxygen in artery	
PCO	多嚢胞性卵巣	
	polycystic ovary syndrome	
PD	進行(癌化学療法用語)	
	progressive disease	
PDA	動脈管開存(症)	
	patent ductus arteriosus	
PFA	卵巣采癒着	
	perifimbrial adhesion	
PG	プロスタグランジン	
	prostaglandin	
PGD	着床前(遺伝子)診断	
	preimplantation (genetic) diagnosis	
PI	拍動係数	
	pulsatility index	
PID	骨盤内炎症性疾患	
	pelvic inflammatory disease	
PIH	妊娠高血圧症候群	
	pregnancy induced hypertension	
PMSG	月経前症候群	
	pregnant mare serum	
PMT	月経前緊張(症)	
	premenstrual syndrome	
PO₂	酸素分圧	
	partial pressure of oxygen	

略語

POF	早発卵巣不全	premature ovarian failure
PR	部分寛解（癌化学療法用語）	partial response
PRL	プロラクチン	prolactin
PROM	前期破水	premature rapture of membranes
PSTT	胎盤部トロフォブラスト腫瘍	placental site trophoblastic tumor
PTA	卵管周囲癒着	peritubal adhension
PTD	存続絨毛症	persistent trophoblastic disease
PTH	副甲状腺ホルモン	parathyroid hormone
PTT	部分トロンボプラスチン時間	partial thromboplastin time
PVL	脳室周囲白質軟化症	periventricular leukomalacia
PZD	透明帯切開	partial zona dissection
RDS	呼吸窮迫（困難）症候群	respiratory distress syndrome
RI	抵抗係数	resistance index
RNA	リボ核酸	ribonucleic acid

SCC	扁平上皮癌 squamous cell carcinoma (cancer)	
SCJ	扁平円柱上皮境界 squamocolumnar junction	
SDS	自己評価式抑うつ性尺度 self-rating depression scale	
SFD	妊娠期間に比して小さい児 small-for-dates (infant)	
SGA	SFD に同じ small for gestational age	
SIDS	乳幼児突然死症候群 sudden infant death syndrome	
SLE	全身性エリテマトーデス systemic lupus erythematosus	略語
SLO	セカンドルック手術 second look operation	
SS	妊娠 Schwangerschaft（ドイツ語）	
STI	性感染症 sexually transmitted infection	
STD	性感染症 sexually transmitted disease	
SUZI	透明帯下（囲卵腔内）精子注入（法） subzonal insertion	
TESE	精巣内精子回収法 testicular sperm extraction	
TPHA	トレポネーマ・パリズム感作血球凝集試験 treponema pallidum hemoagglutination assay	

TRH	甲状腺刺激ホルモン放出ホルモン	
	thyrotrop(h)in releasing hormone	
TSH	甲状腺刺激ホルモン	
	thyroid stimulating hormone	
TTTS	双胎（胎児）間輸血症候群	
	twin-to-twin transfusion syndrome	
UC	コルポスコピー不適応例	
	unsatisfactory colposcopy	
UTI	尿路感染（症）	
	urinary tract infection	
VE	吸引分娩（術）	
	vacuum extraction	
VLBW	極低出産体重児	
	very low birth weight infant	
VSD	心室中隔欠損症	
	ventricular septal defect	
ZIFT	接合子卵管内移植	
	zygote intrafallopian transfer	
WG	妊娠○週	
	weeks' gestation	

薬剤索引

欧文	
1%ディプリバン	115
10% EL-3 号	112
5-FU	85
5-FU 軟膏	87
ABPC	117
ABPC/SBT	118
ACT-D	86
ACV	125
AMK	121
AMPC	117
AMPH	124
AZM	122
BLM	86
C-チステン	101
Ca 拮抗薬	93
CAM	122
CAZ	119
CBDCA	87
CDDP	87
CDTR-PI	120
CEZ	118
CFDN	120
CFPM	119
CFPN-PI	120
CFTM-PI	119
CLDM	123
CMZ	118
CPA	85
CPT-11	86
CTM	118
CTM-HE	118
CTRX	119
CZOP	119
D-マンニトール	111
DOX	86
DTX	85
EL-3 号	113
EM	122
EPI	86
FLCZ	124
FMOX	120
FOM	121
G-CSF 製剤	87
GM	121
GnRH アゴニスト	73
HCG	72
HMG	72
IFM	85
IPM/CS	120
K．C．L．	113
KN3 号	112
KNMG3 号	113
L-アスパラギン酸 K	113
L-アスパラギン酸カリウム	113
L-カルボシステイン	101
LVFX	123
MEPM	120
MMC	86
MMI	76
MPA	86
MS コンチン	90
MTX	85
PAPM/BP	121
PCG	117

143

PEP	86
PIPC	117
PL配合顆粒	89
PTU	76
PTX	85
RXM	122
S・M散	103
SBT/CPZ	119
SBTPC	118
SERM	82
SPM	123
TEIC	121
TFLX	123
THP	86
VACV	125
VCM	121
VCR	85
VP-16	86
YDソリタ-T3	112

あ

アクチノマイシンD	86
アクプラ	87
アシクロビル	125
アシクロビン	125
アジスロマイシン（水和物）	122
アシロミン	125
アスケート	113
アストマリ	100
アストリック	125
アスパラカリウム	113
アスパラギン酸カリウム	113
アスピリン	109
アスファネート	109
アセチルスピラマイシン	123
アセトアミノフェン	88,89
アタナール	93
アタバニン	105

アダラート	93
アップノールB	73
アデスタン	83
アデフロニック	89
アトニン-O	79
アドリアシン	86
アドリアマイシン	86
アドレナリン，注	92
アネトカイン	115
アバスチン	87
アビドラ	95
アプレゾリン	93
アミカシン硫酸塩	121
アミカマイシン	121
アミノフィリン（水和物）	99
アミノフリード	111
アムホテリシンB	124
アモキシシリン（水和物）	117
アモリン	117
アリチア	114
アルギン酸ナトリウム	108
アルシオドール	81
アルト	108
アルピニー	89
アルファカルシドール	81
アルファロール	81
アレグラ	97
アレルナート	97
アレンドロン酸（ナトリウム水和物）	82
アロートール	81
アンキソール	102
アンジュ21，28	80
アンスロビンP	110
アンピシリン水和物	117
アンピシリンナトリウム・スルバクタムナトリウム	118
アンヒバ	89
アンブロキソール塩酸塩	102
アンペック	90

い

イセコバミン	114
イソクスプリン塩酸塩	78
イソコナゾール硝酸塩	83
イソフェンインスリン水性懸濁注射液	95
イトリレン	73
イノバン	92
イノレット30R	96
イホスファミド	85
イホマイド	85
イミスタン	120
イミペネム・シラスタチン	120
イミペネム・シラスタチンナトリウム	120
イリノテカン塩酸塩（水和物）	86
インクレミン	107
インスリン　アスパルト	95,96
インスリン　グラルギン	95
インスリン　グルリシン	95
インスリン　デグルデク	95
インスリン　デテミル	96
インスリン　リスプロ	96
インスリン注射液	95
インタール	97
インダスト	120
インテパン	89
インドメタシン	89
インフリキシマブ、BS	104

う

ヴィーンF注	112
ウテメリン	78
ウリナスタチン	106
ウルソ	106
ウルソデオキシコール酸	106

え

エカテニン	81
エスカトニール	81
エステルチン	98
エストラーナ	74
エストラジオール	74
エストリール	74
エストリオール	74
エスポー、皮下用	108
エチドロン酸二ナトリウム	82
エチレフリン塩酸塩	92
エトポシド	86
エノキサパリンナトリウム	110
エビスタ	82
エピルビシン塩酸塩	86
エフェドリン（塩酸塩）	92
エフオーワイ	106
エプカロール	98
エポエチン　アルファ	108
エポエチンアルファBS	108
エホチール	92
エリスロシン、点滴静注用	122
エリスロマイシン	122
エリスロマイシンエチルコハク酸エステル	122
エリスロマイシンラクトビオン酸塩	122
エルカトニン	81
エルゴメトリンマレイン酸塩	79
エルシド	83
エルシトニン注	81
塩化カリウム	113
塩酸アンブロキソール	102
塩酸ドパミン	92
塩酸バンコマイシン	121
塩酸ピラルビシン	86
塩酸プロカイン注	115
塩酸プロピベリン	84
塩酸ペンタゾシン	88
塩酸メピバカイン注、PB	116
塩酸メピバカイン注シリンジ	116
塩酸リトドリン	78

薬剤索引

エンドキサン	85
塩プロ	115
エンペシド	83

お

オイテンシン	94
黄体ホルモン製剤	74
オキシコドン塩酸塩水和物	90
オキシコナゾール硝酸塩	83
オキシコンチン	90
オキシトシン,F	79
オキシブチニン塩酸塩	83
オキナゾール	83
オキノーム	90
オゼックス	123
オセルタミビルリン酸塩	125
オピオイド	88
オプソ	90
オンコビン	85

か

カコージン	92
カサンミル	93
下垂体後葉ホルモン製剤	76
カタボン	92
カディアン	90
カバサール	73
カプロシン	109
ガベキサートメシル酸塩	106
カベルゴリン	73
カマ（カマグ）	103
カルシミン	81
カルシトニン	81
カルシトラン	81
カルフィーナ	81
カルベニン	121
カルボカイン	116
カルボシステイン	101

カルボプラチン	87
カロナール	88,89
乾燥濃縮人アンチトロンビンⅢ	110
含糖酸化鉄	108
カンプト	86

き

キシロカイン	115,116
キシロカイン注射液エピレナミン含有	115
強力ポステリザン	80
キョーフィリン	99

く

クインスロン	101
クエン酸第一鉄Na	107
クエン酸第一鉄ナトリウム	107
クラビット	123
クラリシッド	122
クラリス	122
クラリスロマイシン	122
グラン	87
クリダマシン	123
グリンクール	102
クリンダマイシン	123
クリンダマイシン塩酸塩	123
クリンダマイシンリン酸エステル	123
グルアセト35	113
クレキサン	110
クレンブテロール塩酸塩	84
クロトリマゾール	83
クロマイ	83
クロミッド	72
クロミフェンクエン酸塩	72
クロモグリク酸Na	97
クロモグリク酸ナトリウム	97
クロラムフェニコール	83
クロルマジノン酢酸エステル	75

け

経口避妊薬	80
ケーサプライ	113
ケタミン塩酸塩	90
ケタラール	90
血管拡張薬	94
結合型エストロゲン	74
ケトチフェン（フマル酸塩）	97
ゲメプロスト	79
献血ノンスロン	110
ゲンタシン	121
ゲンタマイシン硫酸塩	121

こ

コアヒビター	106
抗甲状腺薬	76
甲状腺ホルモン製剤	76
合成バソプレシン	76
高プロラクチン血症治療薬	73
コカール	88
コスメゲン	86
ゴセレリン酢酸塩	73
ゴナールエフ	72
ゴナドトロピン製剤	72
ゴナトロピン	72
ゴナピュール	72

さ

サーファクテン	102
酢酸ナファレリン	73
酢酸リンゲル液	112
サクシゾン	77
サケ	81
ザジテン	97
ザナミビル水和物	125
サラザック	89
サラゾスルファピリジン	104
サラゾピリン	104
サリンヘス	111
サルタノールインヘラー	98
サルブタモール（硫酸塩）	98
ザワシリン	117
サワテン	101
酸化マグネシウム	103

し

ジアゼパム	91
ジアパックス	91
シーサール	100
ジエノゲスト	75
子癇治療薬	79
子宮収縮薬	79
子宮収縮抑制薬	78
子宮内膜症治療薬	75
シグマビタン	114
ジクロフェナク Na	89
ジクロフェナクナトリウム	89
シクロフェニル	72
シクロホスファミド	85
次硝酸ビスマス	104
シスダイン	101
シスプラチン	87
ジスロマック	122
持続性ドパミン作動薬	73
ジドロゲステロン	74
ジノプロスト	79
ジノプロストン	79
ジヒドロコデインリン酸（塩）	100
ジフェンヒドラミン塩酸塩	96
ジブカイン塩酸塩・パラブチルアミノ安息酸、ジエチルアミノエチル塩酸塩	116
ジフルカン	124
重カマ	103
重質酸化マグネシウム	103
重曹	111

重炭酸リンゲル液	112	セフォン	119
ジュリナ	74	セフカペンピボキシル塩酸塩（水和物）	120
ジルテック	97	セフキソン	119
神経因性膀胱治療薬	83	セフジトレンピボキシル	120
シンフェーズT28	80	セフジニル	120
		セフゾン	119
す		セフタジジム（水和物）	119
水溶性ハイドロコートン	77	セフテラムピボキシル	119
ステリ・ネブクロモリン	97	セフトリアキソンナトリウム（水和物）	119
スピラマイシン酢酸エステル	123	セフニール	120
スピロペント	84	セフメタゾール Na	118
ズファジラン	78	セフメタゾールナトリウム	118
スプレキュア、MP	73	セフメタゾン	118
スポンゼル	108	セフロニック	119
スルタミシリントシル酸塩水和物	118	セボフルラン	115
スルタムジン	119	セボフレン	115
スルバクシン	118	セルシン	91
スルバクタムナトリウム・セフォペラゾンナトリウム	119	ゼルフィルム	108
スルバシリン	118	ゼルフォーム	108
スルファサラジン	104	ゼンアスピリン	109
スルペラゾン	119		
スローケー	113	**そ**	
スロービッド	99	ソセゴン	88
		ゾビラックス	125
せ		ソフィア	75
セキソビット	72	ゾフルーザ	125
セチリジン塩酸塩	97	ソマトロン	119
セパミット	93	ゾラデックス	73
セファゾリン Na	118	ソリタ-T3号	112
セファゾリンナトリウム	118	ソリタ-T3号G	113
セファピコール	118	ソリタックス-H	113
セファメジンα	118	ソリューゲンF	112
セフィローム	119	ソル・コーテフ	77
セフェピム塩酸塩水和物	119	ソル・メドロール	77
セフォセフ	119	ソル・メルコート	77
セフォゾプラン塩酸塩	119	ソルアセトF	112
セフォチアム（塩酸塩）	118	ソルデム 3、4	112
セフォチアムヘキセチル塩酸塩	118	ソルデム 3A	112

ソルデム 3AG	113
ソルデム 3PG	112
ゾルピデム酒石酸塩	91
ソルラクト	112
ソルラクト、D、TMR	112

た

ダイオリール	102
ダイドロネル	82
ダイメジンスリービー	114
タキソール	85
タキソテール	85
タゴシッド	121
ダナゾール	75
タミフル	125
ダラシン、S	123
炭酸水素 Na 静注	111
炭酸水素ナトリウム	111
タンソニン	111
タンナルビン	104
タンニン酸アルブミン	104

ち

チアマゾール	76
チウラジール	76
チエクール	120
チエナム	120
チエペネム	120
チオペンタールナトリウム	115
中枢性排尿抑制薬	84
中性インスリン注射液	95
チラーヂン S	76
チルミン	99

つ

ツインパル	111
つくし A・M 散	103
ツルセピン	93

ツルドパミ	92
ツロブテロール	98

て

テイコプラニン	121
ディナゲスト	75
テーカイン原末	116
低分子デキストラン L	111
低分子デキストラン糖	111
テオカルヂン	99
テオドール	99
テオフィリン	99
テオロング	99
デカドロン	77
デキサメサゾンエリキシル	77
デキサメタゾン	77
デキストファン	100
デキストロメトルファン臭化水素酸塩水和物	100
デスモプレシン（酢酸塩水和物）	76
デズワルト	97
テックール	107
デュファストン	74
デュロテップ	90
テラルビシン	86
テリパラチド（酢酸塩）	82
テリボン	82
テルグリド	73
テルバンス	99
テルロン	73

と

トーワチーム	89
ドキシル	86
ドキソルビシン塩酸塩	86
トスキサシン	123
トスパリール	88
トスフロキサシントシル酸塩（水和物）	123
ドセタキセル（水和物）	85

トニール	84
ドパミン（塩酸塩）	92
トポテシン	86
ドミニン	92
トミロン	119
トヨファロール	81
トラスツズマブ	87
トランサミン	108
トリキュラー 21、28	80
トリフリード	113
トレシーバ	95
ドロペリドール	115
ドロレプタン	115

な

ナサニール	73
ナファモスタット	106
ナファモスタットメシル酸塩	106
ナファレリール	73
ナルトグラスチム	87

に

ニカルジピン塩酸塩	93
ニスタジール	93
ニソリ、M	112
ニトギス	109
ニフェジピン	93
ニフェランタン CR	93
乳酸リンゲル液	112

ね

ネイサート	80
ネオフィリン	99
ネダプラチン	87
ネリコルト	80
ネリザ	80
ネリプロクト	80

の

ノイアート	110
ノイアップ	87
ノイトロジン	87
ノイメチコール	114
ノボラピッド	95
ノボラピッド 30、50、70 ミックス	96
ノボリン 30R	96
ノボリン N	95
ノボリン R	95
ノルアドリナリン	92
ノルアドレナリン	92
ノンタス	102

は

ハーセプチン	87
パーロデル	73
バイアスピリン	109
肺サーファクタント	102
ハイセチン	83
排卵誘発薬	72
パクフォーゼ	119
パクリタキセル	85
パセトシン	117
バッサミン	109
バップフォー	84
バップベリン	84
パドパリン	73
バニペネム・ベタミプロン	121
バファリン配合錠 A81	109
パラシクロビル（塩酸塩）	125
パラセタ	89
パラセタモール	88
パラプラチン	87
ハリゾン	124
バルタン M	79
ハルトマン -G3 号	112

ハルトマンD	112
ハルトマン液	112
バルトレックス	125
パルミコート	99
バルレール	84
パロキサビル マルボキシル	125
バンコマイシン塩酸塩	121
バンスポリン	118
パンマイシン	121

ひ

ピーエイ	89
ビーコバM	114
ビオフェルミン	105
ビオラクト	105
ビカーボン	112
ビクシリン	117
ピクロックス	125
ヒシナルク	112
ピシリバクタ	118
ビスルシン	118
ヒスロン	74
ヒスロンH	86
ビソルボン	101
ビタメジン	114
ヒト下垂体性性腺刺激ホルモン	72
ヒト絨毛性性腺刺激ホルモン	72
ヒドララジン塩酸塩	93
ピトレシン	76
ヒドロキシエチルデン	111
ヒドロキシプロゲステロンカプロン酸エステル	74
ヒドロコルチゾンコハク酸エステルナトリウム	77
ヒドロコルチゾンリン酸エステルNa	77
ビノルビン	86
ビフィスゲン	105
ビフィズス菌	105
ビフラミン	105

ピペラシリンNa	117
ピペラシリンナトリウム	117
ヒューマリン3/7	96
ヒューマリンN	95
ヒューマリンR	95
ヒューマログ	95
ヒューマログミックス25、50	96
ピレチノール	88
ピロステン	78
ビンクリスチン硫酸塩	85

ふ

ファーストシン	119
ファボワール21、28	80
ファモター	109
ファルモルビシン	86
ファンギゾン	124
フィジオ35	113
フィジオゾール・3号	113
ブイベル	106
フィルグラスチム	87
フェキソフェナジン塩酸塩	97
フェジン	108
フェネルミン	107
フェルム	107
フェロ・グラデュメット	107
フェロステック	107
フェロミア	107
フェンタニル（クエン酸塩）	90
フォサマック	82
フォリアミン	114
フォリルモンP	72
フォルテオ	82
腹圧性尿失禁治療薬	84
フサン	106
ブセレキュア	73
ブセレリン酢酸塩	73
フソウラクトミン	105

ブデソニド	99	プロゲホルモン	74
ブドウ糖加乳酸リンゲル液	112	プロスタグランジン E_2	79
ブピバカイン塩酸塩水和物	115	プロスタルモン・F	79
ブプレノルフィン（塩酸塩）	88,89	フロセミド	94
フマル酸第一鉄	107	プロタミン硫酸塩	109
フマルフェン	97	プロパジール	76
フラグミン	110	プロピベリン塩酸塩	84
フラジール	126	プロピルチオウラシル	76
フラゼミシン	121	プロベラ	74
ブラダロン	84	プロポフォール	115
プラノバール	75	ブロムヘキシン塩酸塩	101
フラボキサート塩酸塩	84	フロモキセフナトリウム	120
ブリプラチン	87	ブロモクリプチン	73
フルオロウラシル	85,87	ブロモクリプチンメシル酸塩	73
フルクトラクト	113	フロモックス	120
フルコナゾール	124	フロリード	83
ブルスマリン A	102		
フルタイドエアゾール	99	**へ**	
フルタイドディスカス	99	ベギータ	89
フルタイドロタディスク	99	ヘキサトロン	108
フルチカゾンプロピオン酸エステル	99	ヘスパンダー	111
フルマリン	120	ベタメタゾン	77
ブレオ	86	ベタメタゾンリン酸エステルナトリウム	77
ブレオマイシン塩酸塩	86	ペチジン塩酸塩（塩）	90
プレグランディン	79	ペニシリン G カリウム	117
プレドニゾロン	77	ベネトリン	98
プレドニン	77	ヘパグミン	110
プレビネート	111	ベバシズマブ	87
プレベノン 1％注	90	ヘパフラッシュ	109
プレマリン	74	ヘパリン Ca	109
プレント	97	ヘパリン Na、ロック	109
プロカイン塩酸塩	115	ヘパリンカルシウム	109
プロカテロール塩酸塩	98	ヘパリンナトリウム	109
プロカニン	115	ペプシド	86
プロゲステロン	74	ペプレオ	86
プロゲストン	74,86	ペプロマイシン硫酸塩	86
プロゲストンデポー	74	ペルジピン	93
プロゲデポー	74	ヘルラート	93

ベンジルペニシリンカリウム	117	マルトース	111
ペンタサ	104	マルトース加乳酸リンゲル液	112
ペンタゾシン	88	マルトス	111
ペントシリン	117	マンニット T15	111
		マンニットール	111

ほ

ホーリン・V	74		
膀胱平滑筋弛緩薬	84		

み

ミカメタン	89
ミクトノーム	84
ミコナゾール硝酸塩	83
ミヤ BM	105
ミラクリッド	106
ミリプラ	87
ミリプラチン水和物	87
ミレーナ	80

ホクナリン	98
ホスカリーゼ	121
ポステリザン F	80
ホスホマイシン Na	121
ホスホマイシンナトリウム	121
ホスミシン S	121
ボスミン	92
ポタコール	112
ボナロン	82
ポノフェン	102
ポラキス	83
ホリゾン	91
ホリトロピン アルファ	72
ボルタレン	89
ボンゾール	75
ボンフェナック	89

む

ムコサール	102
ムコソルバン	102
ムコソレート	102
ムコダイン	101
ムコブリン	102

め

メイアクト	120
メイロン	111
メクロセート	106
メスパラミン	114
メコラミン	114
メサラジン	104
メジコン	100
メソトレキセート	85
メチコバール	114
メチコバイド	114
メチルエルゴメトリン(マレイン酸塩)	79
メチルプレドニゾロンコハク酸エステル Na	77
メチルプレドニゾロンコハク酸エステルナトリウム	77
メテルギン	79

ま

マーカイン	115
マーベロン 21、28	80
マーヨン	98
マイスリー	91
マイトマイシン、C	86
マキシピーム	119
マグセント	78
マグネゾール	78
マグミット	103
マゴチフェン	97
マリキナ	89
マドロス	111

薬剤索引

メトトレキサート	85
メドロキシプロゲステロン酢酸エステル	74,86
メトロニダゾール	126
メピバカイン塩酸塩	116
メプチン	98
メルカゾール	76
メロペネム（水和物）	120
メロペン	120

も

モダケミン	119
モダシン	119
モベンゾシン	119
モルヒネ塩酸塩（水和物）	90
モルヒネ硫酸塩水和物	90
モルペス	90

ゆ

ユーシオン-S	118
ユエキンキープ	112
ユナシン、-S	118
ユナスピン	118
ユニコン	99
ユニフィル	99
ユリロシン	84

よ

葉酸	114
溶性ピロリン酸第二鉄	107

ら

酪酸菌	105
ラクテック、D	112
ラクトミン	105
ラクトリンゲル液、M	112
ラシックス	94
ラスカルトン	81
ラステット	86
ラックビー	105
ラノビス	108
ラベルフィーユ 21、28	80
ラボナール	115
ラロキシフェン塩酸塩	82
ランダ	87
ランタス、XR	95
卵胞刺激ホルモン製剤	72
卵胞ホルモン製剤	74

り

リアソフィン	119
リカバリン	108
リザルミン	110
リズピオン	123
リドカイン（塩酸塩）	115
リトドリン（塩酸塩）	78
リナセートF	112
リノジェット	97
リノロサール	77
リプラス3号	113
硫酸鉄	107
リューブリン	73
リューブロレリン酢酸塩	73
リレンザ	125
リン酸ジヒドロコデイン	100
リンデロン	77

る

ルテウム	74
ルテジオン	75
ルトラール	75
ルナベル	75
ルリッド	122

れ

レクトス	89
レスタミンコーワ	96

レチコラン	114
レノグラスチム	87
レペタン	88,89
レベミル	96
レボチロキシン Na	76
レボチロキシンナトリウム水和物	76
レボノルゲストレル	80
レボフロキサシン（水和物）	123
レミケード	104
レミナロン	106

ろ

ロイカン	115
ロープストン	94
ロキシスロマイシン	122
ロキシマイン	122
ロセフィン	119
ロナスタット	106

わ

ワークミン	81
ワーファリン	110
ワイスタール	119
ワイドシリン	117
ワルファリンK	110
ワルファリンカリウム	110
ワンアルファ	81
ワンタキソテール	85
ワンデュロパッチ	90

Memo

ベンジルペニシリンカリウム	117	マルトース	111
ペンタサ	104	マルトース加乳酸リンゲル液	112
ペンタゾシン	88	マルトス	111
ペントシリン	117	マンニット T15	111
		マンニットール	111

ほ

ホーリン・V	74		
膀胱平滑筋弛緩薬	84		
ホクナリン	98	ミカメタン	89
ホスカリーゼ	121	ミクトノーム	84
ポステリザン F	80	ミコナゾール硝酸塩	83
ホスホマイシン Na	121	ミヤ BM	105
ホスホマイシンナトリウム	121	ミラクリッド	106
ホスミシン S	121	ミリプラ	87
ボスミン	92	ミリプラチン水和物	87
ポタコール	112	ミレーナ	
ボナロン	82		

み

む

ポンフェン	102	ムコサール	102
ポラキス	83	ムコソルバン	102
ホリゾン	91	ムコソレート	102
ホリトロピン アルファ	72	ムコダイン	101
ボルタレン	89	ムコブリン	102
ボンゾール	75		
ボンフェナック	89		

め

ま

		メイアクト	120
マーカイン	115	メイロン	111
マーベロン 21、28	80	メクロセート	106
マーヨン	98	メコバラミン	114
マイスリー	91	メコラミン	114
マイトマイシン、C	86	メサラジン	104
マキシピーム	119	メジコン	100
マグセント	78	メソトレキセート	85
マグネゾール	78	メチコバール	114
マグミット	103	メチコバイド	114
マゴチフェン	97	メチルエルゴメトリン（マレイン酸塩）	79
マリキナ	89	メチルプレドニゾロンコハク酸エステル Na	77
マドロス	111	メチルプレドニゾロンコハク酸エステルナトリウム	77
		メテルギン	79

薬剤索引

メトトレキサート	85
メドロキシプロゲステロン酢酸エステル	74,86
メトロニダゾール	126
メピバカイン塩酸塩	116
メプチン	98
メルカゾール	76
メロペネム（水和物）	120
メロペン	120

も

モダケミン	119
モダシン	119
モベンゾシン	119
モルヒネ塩酸塩（水和物）	90
モルヒネ硫酸塩水和物	90
モルペス	90

ゆ

ユーシオン-S	118
ユエキンキープ	112
ユナシン、-S	118
ユナスピン	118
ユニコン	99
ユニフィル	99
ユリロシン	84

よ

葉酸	114
溶性ピロリン酸第二鉄	107

ら

酪酸菌	105
ラクテック、D	112
ラクトミン	105
ラクトリンゲル液、M	112
ラシックス	94
ラスカルトン	81
ラステット	86

ラックビー	105
ラノビス	108
ラベルフィーユ21、28	80
ラボナール	115
ラロキシフェン塩酸塩	82
ランダ	87
ランタス、XR	95
卵胞刺激ホルモン製剤	72
卵胞ホルモン製剤	74

り

リアソフィン	119
リカバリン	108
リザルミン	110
リズピオン	123
リドカイン（塩酸塩）	115
リトドリン（塩酸塩）	78
リナセートF	112
リノジェット	97
リノロサール	77
リプラス3号	113
硫酸鉄	107
リュープリン	73
リュープロレリン酢酸塩	73
リレンザ	125
リン酸ジヒドロコデイン	100
リンデロン	77

る

ルテウム	74
ルテジオン	75
ルトラール	75
ルナベル	75
ルリッド	122

れ

レクトス	89
レスタミンコーワ	96

レチコラン	114
レノグラスチム	87
レペタン	88,89
レベミル	96
レボチロキシン Na	76
レボチロキシンナトリウム水和物	76
レボノルゲストレル	80
レボフロキサシン（水和物）	123
レミケード	104
レミナロン	106

ろ

ロイカン	115
ロープストン	94
ロキシスロマイシン	122
ロキシマイン	122
ロセフィン	119
ロナスタット	106

わ

ワークミン	81
ワーファリン	110
ワイスタール	119
ワイドシリン	117
ワルファリン K	110
ワルファリンカリウム	110
ワンアルファ	81
ワンタキソテール	85
ワンデュロパッチ	90

薬剤索引

Memo

Memo

Memo

Memo

Memo